Les pilules
pour sculpter le corps

Comment la pharmacopée répond-elle aux idéaux corporels de la société ?

Éthique et pratique médicale

fondée par Richard Moreau
Collection dirigée par Roger Teyssou

La collection « Éthique et pratique médicale » est une tribune qui permet à tous les acteurs du monde de la santé, professionnels, enseignants, administrateurs, économistes et patients d'exposer leurs opinions, de décrire leur expérience et de proposer des solutions aux problèmes posés par une profession en pleine mutation, et ce en toute indépendance et en conformité avec la déontologie et les bonnes pratiques médicales.

Dernières parutions

Roch MYLAN ETOU, *Honneurs à la mathématique, Regard épistémologique sur la mathématique*, 2024.
Pierre-Marie TEBEU, *Mes grands pas en gynécologie*, 2024.
Pierre-Marie TEBEU, *Mes grands pas en obstétrique*, 2024.
Sophie GUGLIELMONI, *Soutenir les mineurs isolés face au psychotraumatisme. Une éthique relationnelle à l'aide sociale à l'enfance,* 2024.
Marie-Caroline LAÏ, *Éthique, Intelligence Artificielle et santé. Pour la construction d'un cadre éthique opérationnel*, 2024.
Jacques JAUME et Nathalie RIVIÈRE, *L'Accompagnée*, 2024.
Éric BASEILHAC, *Mythologie du médicament*, 2024.
Mohamed Naceur KRIFI, *L'Homo-cobayeur. Expérimentations médicales* in*humaines*, 2024.
Olivier NKULU KABAMBA, *Le cancer et la sorcellerie. Narration d'un malentendu étiologique et clinique en médecine*, 2024.
Jacques JAUME et Nathalie RIVIÈRE, *Voyage au cœur du deuil,* 2023.
Michel BOLLA, *Cancer et parcours de soins, L'odyssée du malade*, 2023.
Olivier NKULU KABAMBA, *La réflexivité dans la relation soignant-soigné. Un regard éthique sur l'empathie*, 2023.
Marc BAUDET, Catherine DAUGAREIL, *Comprendre pour mieux prévenir les maladies cardio-vasculaires. Mieux vaut prévenir que guérir*, 2023.

Joséphine Juët

Les pilules pour sculpter le corps

Comment la pharmacopée répond-elle aux idéaux corporels de la société ?

Préface de Florence Taboulet

L'Harmattan

5-7, rue de l'École-Polytechnique, 75005 Paris

http://www.editions-harmattan.fr

ISBN : 978-2-336-49417-3
EAN : 9782336494173

SOMMAIRE

ABRÉVIATIONS

AMA	Agence Mondiale Antidopage
AMC	Assurance Maladie Complémentaire
AMM	Autorisation de Mise sur le Marché
AMO	Assurance Maladie Obligatoire
ANSM	Agence Nationale de Sécurité des Médicaments et des produits de santé
AAP	Autorisation d'Accès Précoce
ATC	Anatomical Therapeutic Chemical
CCNE	Comité Consultatif National d'Éthique
CJUE	Cour de Justice de l'Union Européenne
CRPV	Centre Régional de PharmacoVigilance
CSP	Code de la Santé Publique
CSS	Code de la Sécurité Sociale
CT	Commission de la Transparence
DGS	Direction Générale de la Santé
EMA	Agence Européenne des Médicaments
FDA	Food and Drugs Administration
GH	Growth Hormone
GLP-1	Glucagon-Like Peptide 1
GMPc	Guanosine MonoPhosphate cyclique
HAS	Haute Autorité de Santé
HTAP	HyperTension Artérielle Pulmonaire
IGF-1	Insulin-like Growth Factor I
IMC	Indice de Masse Corporelle
INCa	Institut National du Cancer
ISRS	Inhibiteur Sélectif de la Recapture de la Sérotonine
IVG	Interruption Volontaire de Grossesse
MDN	Méthylamido-Dihydro-Noralfaprostal

MCJ	Maladie de Creutzfeld-Jacob
NBIC	Nanotechnologie, Biotechnologie, Informatique et sciences Cognitives
OMS	Organisation Mondiale de la Santé
PMA	Procréation Médicalement Assistée
SAA	Stéroïdes Androgènes Anabolisants
SFPT	Société Française de Pharmacologie et de Thérapeutique
SIDA	Syndrome d'Immuno Déficience Acquise
SMR	Service Médical Rendu
SNC	Système Nerveux Central
TDAH	Trouble Déficit de l'Attention / Hyperactivité

REMERCIEMENTS

Je remercie chaleureusement :

Ma directrice de mémoire, Madame la Professeure Taboulet pour son accompagnement scientifique et exigeant dans le cadre de ce travail de recherche, ainsi que pour son suivi et son soutien constant depuis plusieurs années dans mon parcours universitaire.

Mon directeur de mémoire, Monsieur le Professeur Miquel pour son accompagnement dans ce travail de recherche qui m'a permis d'aller plus loin dans ma réflexion tout en laissant place, dans l'élaboration de ma pensée, à une grande liberté.

Les trois directeurs du Master Éthique du Soin et Recherche, Madame Bastiani, et les Professeurs Bioy et Hamel, de m'avoir donné l'opportunité d'intégrer ce master qui constitue pour moi une porte d'entrée vers une approche plus holistique de la santé.

Madame Emmanuelle Rial-Sebbag pour m'avoir accueillie au sein de son équipe à l'INSERM, et d'avoir prolongé mon stage au sein de l'équipe. Je la remercie pour la confiance qu'elle m'a donnée.

Tous les membres de l'équipe BIOETHICS pour leur accueil bienveillant et les discussions que nous avons eues lors des réunions ou lors de temps informels. Je remercie particulièrement mes collègues et amies Lisa, Noémie, Pauline et Roxane, pour leur amitié et leur soutien ; leur rencontre a rendu ce travail de recherche d'autant plus agréable.

Le Docteur Ana Senard pour le temps qu'elle m'a accordé pour m'expliquer les pratiques de dopages, ainsi que pour son retour aiguisé sur la partie concernant le mésusage.

Le Professeur Wolfe pour les éclaircissements canguilhemiens qu'il m'a apportés.

Mes relecteur.ices, Anne, Christophe, Caro, Ninon, Rémi et Véronique pour avoir pris ce temps précieux qu'est la relecture. Je remercie particulièrement Alexandra Licha pour son regard d'experte de la langue française.

Véronique et Rémi pour leur soutien indéfectible et leur amour inconditionnel depuis le début.

Juliette pour sa présence et ses interventions qui me poussent toujours plus loin dans ma réflexion.

Enfin, je remercie mon entourage, ma famille et mes ami.es pour leur soutien, leurs réflexions constructives ainsi que leur réelle et permanente légèreté.

PRÉFACE

Forte des connaissances acquises au cours de ses études de pharmacie, de santé publique, de droit de la santé et d'éthique, Joséphine Juët nous invite à croiser différentes approches disciplinaires pour étudier les médicaments utilisés, non pour traiter une maladie, mais pour répondre à des désirs de performance esthétique et remodeler le corps. La bibliographie remarquablement éclectique de son mémoire de Master 2, « Éthique du soin et de la recherche », reflète bien l'originalité de l'ouvrage qui se situe aux confins des Sciences pharmaceutiques (1), de la Philosophie (2) et du Droit (3).

Ainsi, divers thèmes s'entremêlent :

- (1) l'histoire de la pharmacopée, les mécanismes d'action de la somatropine injectée pour stimuler la croissance des enfants petits, les mésusages d'antidiabétiques utilisés pour maigrir, l'administration de stéroïdes androgènes anabolisants à visée dopante, etc.
- (2) la quête de performance et le culte de la jeunesse, les « dictats sociétaux » de minceur, les innovations technoscientifiques, la médecine « de convenance personnelle », le biopouvoir, les racines du transhumanisme, etc.
- (3) l'évolution du principe d'indisponibilité du corps humain, l'élargissement du champ d'intervention de la médecine consécutif à la modification de l'article 16-3 du Code civil, le glissement du binôme (médicament / maladie) aux binômes (médicament / apparence) et (médicament / performance), etc. L'analyse des mesures de police sanitaire et l'étude de la jurisprudence nationale et européenne montrent ainsi que le droit n'est plus le garant de grands principes : les définitions et les règles évoluent en permanence, avec la seule ambition de préserver la sécurité sanitaire.

Est-ce l'offre qui crée la demande, ou, à l'inverse, sont-ce les pressions sociétales, l'injonction à adopter les idéaux corporels à la mode, qui suscitent la créativité des laboratoires pharmaceutiques ? Joséphine Juët étudie ces deux mouvements et met en évidence que la *pharmaceuticalisation* s'inscrit dans un phénomène plus vaste de *médicalisation*. Celle-ci déplace « la frontière entre le normal et le pathologique »[1] et s'étend en outre à l'*extra-médicalisation,* la « nécessité thérapeutique » laissant le pas aux convenances personnelles. Toute la chaîne du médicament apparaît ainsi mobilisée, voire instrumentalisée, au profit de la « dictature esthétique ».[2]

Les paradoxes liés à l'opposition des statuts de prise en charge des médicaments par l'Assurance maladie sont par exemple mis en exergue :

- remboursement de l'hormone de croissance, qui plus est, avec exonération du ticket modérateur, alors même qu'une petite taille n'est pas, en soi, pathologique,
- absence de prise en charge des médicaments de la surcharge pondérale, alors même que l'obésité constitue un facteur de risque de plusieurs maladies.

En soulignant le dévoiement de la vocation première des professionnels de santé et de la recherche médicale au profit du marché de l'apparence, Joséphine Juët nous invite à prendre la mesure des pertes de chances de prise en charge des vrais *malades*, dans un contexte de pénurie de professionnels de santé et de ruptures d'approvisionnement de médicaments. Nous sommes ainsi amenés à nous demander comment « remettre l'éthique au cœur de la

---

[1] Collin, J., & David, PM., (2016). Vers une pharmaceuticalisation de la société ? Le médicament comme objet social. Presses de l'Université du Québec.

[2] Travaillot, Y. (1998). Sociologie des pratiques d'entretiens du corps. PUF (Pratiques corporelles, Dir. R. Thomas).

santé »[1]. Cette voie semble en effet la seule apte à optimiser la répartition des ressources humaines et matérielles conformément au gradient des besoins de santé.

Mais les propos de l'auteur vont plus loin : cette interrogation nous interpelle aussi personnellement, car chacun contribue à forger la hiérarchie des valeurs de la société qui détermine les politiques sanitaires. Alors que, pour des motifs économiques et écologiques, l'appel à la sobriété retentit partout, le vrai défi ne serait-il pas que les acteurs et les consommateurs du marché du bien-être aient davantage envie de consacrer leurs énergies et leurs talents à bâtir une société plus solidaire, à accompagner les vrais *malades* et à soutenir les personnes vulnérables ?

Professeur Florence Taboulet

[1] Comité Consultatif National d'Éthique, (2022). Avis 140, « Repenser le système de soins sur un fondement éthique. Leçons de la crise sanitaire et hospitalière, diagnostic et perspectives ».

INTRODUCTION

« Nous devons rompre avec un système où
le profit des fabricants prime
sur la santé des patients. »
Irène Frachon, *L'Express*, 2021

Tels sont les termes d'Irène Frachon, pneumologue au CHU de Brest lors d'une interview donnée à propos de l'affaire du Médiator® (benfluorex). Le docteur Frachon est une lanceuse d'alerte des effets indésirables cardiovasculaires graves liés à l'administration de ce médicament pour perdre du poids, alors qu'il possède initialement une autorisation de mise sur le marché pour la prise en charge de patients diabétiques et de patients atteints de troubles métaboliques. Une telle pratique de détournement d'usage s'inscrit dans une logique de recherche d'idéal corporel. Il est estimé que plus d'un millier d'entre eux sont morts des suites de la prise de ce médicament. Il faudra attendre une dizaine d'années à partir des premières alertes déposées sur sa toxicité pour qu'il soit retiré du marché. Cette affaire reflète la commercialisation, par l'industrie pharmaceutique, de produits qui répondent davantage à la nécessité de profits qu'au besoin de santé des patients. Elle illustre également la mutation du champ d'intervention de la médecine et de la pharmacie, ainsi que l'évolution de la société au sein de laquelle les individus sont soumis à des idéaux corporels exigeants. Les industriels fournissent des moyens efficaces et concrets pour répondre à ces idéaux, c'est-à-dire pour modeler le corps ; ils occupent ainsi une place centrale dans le rapport des individus à leur apparence physique. De telles pratiques de modelage corporel trouvent leur source dans une histoire de la médecine et de la pharmacie qui remonte au XVIIIe siècle.

Exercée depuis des millénaires, la médecine connaît un développement remarquable à partir du moment où elle se fonde sur la science. Son exercice s'appuie pendant des siècles sur les remèdes, dont les médicamenteux qui, pendant longtemps, ont relevé de l'exclusivité des apothicaires, ancêtres des pharmaciens. Le premier cadre légal de l'exercice de la pharmacie et du « commerce des remèdes »[1] date de 1803 : il s'agit de la loi du 7 Germinal au XI (28 mars 1803) qui instaure le monopole pharmaceutique. Se précisant progressivement, ce monopole prévoit que toute préparation médicamenteuse suive les règles établies par le Codex, ancienne Pharmacopée française qui regroupe l'ensemble des formules de médicaments approuvées par la communauté médicale jusqu'en 1818. Les pharmacopées sont des recueils officiels de la totalité des médicaments qui existent et qui sont utilisés sur un territoire donné. Il convient de revenir sur une analyse historique de l'évolution du périmètre des médicaments ainsi que du champ de la pharmacopée.

La date des premiers recueils sur les médicaments utilisés en médecine en France reste floue. Au Moyen-Âge, de nombreux textes sont utilisés à des échelles locales comme à Montpellier. Ces divers documents constituent des pharmacopées régionales et servent de référence à la pratique de la pharmacie. Le premier écrit qui sépare la profession d'apothicaire de celle des médecins date de 1241, il s'agit de l'édit de Salerne. Les apothicaires sont chargés de la préparation et de la délivrance des *remèdes* qui sont destinés à un patient donné et pour un besoin particulier. Le remède désigne « une formule ou une composition influant sur la santé et permettant de soulager le malade de symptômes spécifiques […] ou d'améliorer

---

[1] Chauveau, S. (2004). Genèse de la « sécurité sanitaire » : Les produits pharmaceutiques en France aux XIXe et XXe siècles.

son confort »[1]. Il n'est pas nécessairement constitué de « produits pharmaceutiques »[2], car en réalité, la notion de *remède* est plus large : il peut comprendre des actes, des produits ou des pratiques qui ne sont pas médicamenteux comme « la saignée, l'électricité, l'hydrothérapie ou le régime »[3]. La mise en place d'une « Police des remèdes »[4] constitue l'une des premières interventions de l'État pour contrôler la préparation et la vente des remèdes médicamenteux. Une Déclaration royale datant de 1777 établit la distinction entre les pharmaciens et les épiciers. Elle organise la pharmacie comme « une des branches de la Médecine »[5] exigeant par conséquent un niveau élevé de connaissances.

Progressivement les pharmacopées locales laissent place à d'autres à l'échelle nationale, puis, à l'échelle européenne. Ces recueils listent tous les principes actifs[6], excipients[7] et principales préparations magistrales[8]. Ils donnent des indications à propos des « critères de pureté […] des matières premières, des préparations, des contenants, des produits finis [ainsi que les] méthodes d'analyse à utiliser pour en assurer le contrôle »[9].

À l'échelle européenne, la Pharmacopée européenne, créée en 1964, concerne l'ensemble des médicaments

---

1 *Ibid.*

2 *Ibid.*

3 *Ibid.*

4 *Ibid.*

5 Décret du 25 avril 1777, sous l'impulsion du Roi Louis XVI, Portant règlement pour les professions de la pharmacie et de l'épicerie. Registré en Parlement le 13 mai dudit an. L. X. (1754-1793 ; roi de F. A. du, & texte, F. A. du. (1777). https://gallica.bnf.fr/ark:/12148/btv1b8617048t.

6 Substance qui possède les propriétés thérapeutiques du médicament.

7 Substance qui entre dans la composition du médicament, mais ne porte pas l'action du médicament.

8 Préparations réalisées extemporanément à l'officine pour un patient donné, lorsqu'il n'existe pas de spécialité disponible.

9 *Pharmacopée—ANSM.* Consulté le 11 novembre 2022 à l'adresse https://ansm.sante.fr/documents/reference/pharmacopee.

existant dans les 39 États membres ayant ratifié la Convention relative à l'élaboration de la Pharmacopée européenne[1]. Celle-ci est plus vaste que la Pharmacopée française qui la complète avec les médicaments utilisés seulement sur le territoire français.

L'histoire de la pharmacie est marquée par une multitude de découvertes dont, au début du XIXe siècle, la découverte et l'isolement de plusieurs molécules comme l'opium, la morphine, la quinine, etc. Face aux nouvelles molécules développées, les pharmaciens d'officine ne peuvent assurer une production suffisante de médicaments pour satisfaire les besoins des patients du fait du manque de moyens, de matériel et de temps. Il devient nécessaire de modifier le mode de fabrication des médicaments à travers une industrialisation. Dans un premier temps, l'industrie pharmaceutique produit les matières premières dont les pharmaciens ont besoin pour fabriquer les médicaments. Ensuite, elle réalise la production en son entier et connaît une expansion considérable au XXe siècle. La seconde guerre mondiale, particulièrement, marque l'explosion des avancées médicales et thérapeutiques.

Cette période historique ouvre la course aux découvertes scientifiques et médicales. Plus d'une centaine de médicaments sont découverts en une cinquantaine d'années. La médecine curative triomphe. Les avancées techniques dans le domaine médical rendent possibles des actes qui étaient jusque-là irréalisables. Au-delà d'une recherche curative, la médecine et la pharmacie s'intéressent progressivement à la prévention et au diagnostic et étendent leur champ de compétences et

---

[1] La dernière édition est entrée en vigueur le 1er janvier 2023, il s'agit de la 11ème édition. Elle est « appliquée dans plus de 130 pays dans le monde entier », et comprend « 2474 monographies […] 387 textes généraux, et environ 2870 descriptions de réactifs ». *11e Édition de la Pharmacopée Européenne - Direction européenne de la qualité du médicament & soins de santé.* https://www.edqm.eu/fr/european-pharmacopoeia-ph.-eur.-11th-edition.

d'actions. Il s'effectue donc un glissement vers la mise en place d'actes qui ne relèvent plus seulement de l'essence de la médecine, à savoir la prise en charge d'états pathologiques. Ainsi, la médecine et la pharmacie s'inscrivent peu à peu dans une réponse aux désirs et au bien-être des individus. De plus en plus portée par le « culte de la performance »[1] à partir des années soixante et soixante-dix, la société semble influencer le domaine médical pour trouver des réponses efficaces aux désirs de performance. Entre demandes sociétales et offres médicales et industrielles, il est difficile d'identifier l'origine d'une médecine qui dépasse la prise en charge d'états pathologiques.

La recherche de performance relève de trois domaines principaux : l'intellect, le sport et le physique. Sur le plan physique, l'apparence du corps occupe une place importante dans la société qui concentre son attention sur des idéaux corporels hérités de la Grèce et de la Rome Antiques. Le modèle occidental[2] fait du corps un objet de désir de beauté qui trouve son accomplissement à travers divers moyens. La réponse pharmaceutique se déploie à travers la commercialisation de produits de santé qui modifient l'apparence du corps : compléments alimentaires, cosmétiques et spécialités pharmaceutiques[3]. La quantité importante de compléments alimentaires et de produits cosmétiques, utilisés pour modifier l'apparence du corps, illustre la manière dont la société actuelle accorde une place prépondérante à l'apparence et à l'esthétique du corps. Ces produits font l'objet d'une législation plus permissive que celle des médicaments dont l'autorisation de mise sur le marché garantit la sécurité, la qualité et

---

[1] Ehrenberg, A. (2014). *Le Culte de la performance*. Calmann-Lévy.

[2] Nous nous focaliserons sur le modèle occidental dans l'ensemble de cet ouvrage.

[3] Nous emploierons le terme généralement admis de « médicament » pour parler des spécialités pharmaceutiques.

l'efficacité. C'est pour cette raison que seuls les médicaments nous intéresseront tout au long de cette étude.

Par ailleurs, les idéaux corporels trouvent leur origine dans la mise en place de normes qui orientent les conduites des individus. Nous entendons par idéaux corporels les exigences de perfection s'appliquant à l'apparence physique des individus, guidées par des critères qui diffèrent selon les époques et les cultures. Les normes corporelles à l'œuvre actuellement dans la société semblent s'inscrire dans une mise en place d'un pouvoir exercé sur les corps, à la manière du biopouvoir décrit par Foucault[1], constituant l'exercice d'un pouvoir sur les corps, basé sur la science. Comment la recherche esthétique vient-elle normaliser les individus à travers la volonté de répondre à des normes corporelles ? Comment s'articule l'offre de produits pour modeler le corps à la demande de corps idéaux ?

Dans cet ouvrage, il s'agira d'abord d'analyser les pratiques par l'étude d'une pharmacopée à visée esthétique et plus particulièrement de caractériser, à travers un état des lieux, comment les pratiques de modelage du corps prennent place dans la société (Partie 1). Il s'agira ensuite de comprendre comment, au sein de la société, de telles pratiques ont pu voir le jour, et comment elles se normalisent au sein d'une société orientée vers le progrès et la beauté corporelle (Partie 2).

---

[1] Foucault, M., (1976) *Il faut défendre la société. Cours au Collège de France.* ; Foucault, M. (1978). *Sécurité, territoire, population—Leçon du 25 janvier 1978.* ; Foucault, Michel, (2004). *Naissance de la biopolitique : cours au Collège de France (1978-1979).* [Paris] :Gallimard : Seuil.

Partie 1 : Vers une pharmacopée à visée esthétique, état des lieux des pratiques

Au fil des siècles, les pratiques médicales ont évolué grâce aux découvertes et aux avancées scientifiques et médicales. Ces pratiques vont très souvent de pair avec les traitements, notamment les médicaments, dont les objectifs recherchés évoluent au cours du temps, selon les connaissances et les besoins de la société. Par conséquent, l'évolution des pratiques médicales et pharmaceutiques ébranle le traditionnel binôme *médicament/maladie*, et questionne même son actuelle place dans la société (Chapitre 1). En réponse à ce questionnement, nous verrons comment un nouveau binôme *médicament/apparence* s'impose. Nous analyserons ce nouveau binôme, à travers une offre médicamenteuse validée et encadrée par les autorités sanitaires (Chapitre 2), d'une part et d'autre part à travers une offre qui n'est ni validée ni encadrée par les autorités sanitaires (Chapitre 3).

Chapitre 1 : Le binôme *médicament / maladie* : un binôme toujours d'actualité ?

Les premières thérapeutiques – « plantes, [...] parties animales, [...] minéraux » [1] – sont mises en place de manière empirique et sont transmises oralement. Au cours de l'histoire, le rapport à la thérapeutique évolue. Très tôt, il revêt un caractère magique : « L'art de guérir présente un caractère sacré, [...] réservé aux dieux. La maladie est une punition qu'ils infligent »[2]. L'arrivée de la peste au XIVe siècle en Europe opère un glissement de cette vision de la maladie comme une faute de la collectivité vers une vision de la maladie comme une agression extérieure, sur laquelle

---

[1] Bzoura, É. (1987). Histoire des médicaments : Jean-Claude Dousset, Histoire des médicaments des origines à nos jours. *Revue d'Histoire de la Pharmacie*, *75*(273), 175-176.
[2] *Ibid.*

il est possible d'agir. Au fur et à mesure, l'appréhension de la maladie et de l'art de soigner passe du côté du rationnel. Par essence, les médicaments sont une solution à un problème lié à un état pathologique et répondent à des besoins de santé, le binôme traditionnellement admis est donc celui de *médicament/maladie*.

Depuis plusieurs décennies, il semble que nous assistons à une modification de la finalité propre du médicament. Même si elle reste aujourd'hui majoritairement thérapeutique – nous entendons par *thérapeutique* tout ce qui relève de la *prévention*, du *diagnostic* et du *traitement* de la maladie – la finalité de nombreux médicaments s'avère aller au-delà de cette visée. Nous assistons à la mutation d'une offre à finalité thérapeutique vers une offre à finalité non-thérapeutique (Section 1). Cette évolution semble être, sur le plan pharmaceutique, le résultat d'une volonté d'encadrer au mieux les produits qui sont mis sur le marché, dans un but de garantir la sécurité sanitaire (Section 2).

Section 1 : D'une offre à finalité thérapeutique à une offre à finalité non-thérapeutique

Le support de ce changement de finalité se manifeste à travers un glissement dans l'évolution de la définition juridique du médicament (*§1*). Ce glissement est favorisé par l'émergence d'une médecine de convenance personnelle (*§2*) qui semble être alimentée à la fois par l'offre de produits et la demande sociétale.

§1. Le glissement de la définition du médicament

Le médicament fait partie intégrante de la médecine et il représente l'objet central de la pharmacie. Sa définition constitue l'épine dorsale du droit pharmaceutique. L'étude de son évolution permet de comprendre comment elle est liée aux pratiques pharmaceutiques – offre de l'industrie pharmaceutique – et aux pratiques médicales – demande et utilisation faites des produits par les soignants et les patients. Par ailleurs, la définition du médicament est un « outil majeur de régulation du marché pour la protection des patients et des consommateurs »[1] puisqu'elle harmonise « les critères d'octroi des autorisations de mise sur le marché des médicaments »[2]. Nous analyserons seulement les modifications qui rentrent dans notre champ d'étude, à savoir qui concernent la finalité du médicament.

Les premières définitions du médicament se confondent avec la notion de monopole pharmaceutique. Si l'on remonte aux premiers fondements juridiques, la Déclaration royale de 1777 marque la séparation de la vente au « poids médicinal [de celle du] poids de commerce »[3]. Le poids médicinal constitue un poids dédié aux actes médicaux, à travers un système métrique différent de celui du commerce, c'est-à-dire différent du *poids de commerce*. Cette déclaration marque le début de la constitution d'un monopole aux apothicaires, de manière négative : puis qu'interdisant la vente de certains produits aux épiciers, elle les réserve aux apothicaires. Posant les premiers jalons de la définition des médicaments, cette déclaration inclut dans le monopole des apothicaires les « sels, compositions ou préparations entrant en corps humain en forme de médicaments [et de] mixtion de drogues simples »[4]. Il ne s'agit pas tout à fait d'une définition, mais plutôt d'une liste

---

[1] Mégerlin, F., & Fouassier, É. (2015). *Le juge européen et la notion de médicament : La subsidiarité et la civilisation en question.* Recueil Dalloz https://www-dalloz-fr.gorgone.univ-toulouse.fr/documentation/Document?id=RECUEIL/CHRON/2014/0505.

[2] de Grove-Valdeyron, N., (2021). *Médicament.* 17-22. Répertoire de droit européen.

[3] Déclaration Portant règlement pour les professions de la pharmacie et de l'épicerie à Paris. Registrée en Parlement le 13 mai 1777 L. X. (1754-1793 ; roi de F. A. du, & texte, F. A. du. (1777). https://gallica.bnf.fr/ark:/12148/btv1b8617048t.

[4] *Ibid.*

de produits alors considérés comme des médicaments et administrés comme tels. En les attribuant aux seuls apothicaires, le but recherché est d'« opérer la sûreté dans le débit de médicaments »[1]. Nous retrouvons d'ores et déjà la volonté de protéger la sécurité de la population grâce à un encadrement exigeant de la vente de médicaments.

Plus tard, l'ordonnance du 20 septembre 1820 établit « une liste des substances qui peuvent être considérées comme médicinales »[2], mais il n'existe toujours pas de définition légale du médicament. Ce flou juridique crée des tensions dans de nombreuses situations qui donnent lieu à d'abondants contentieux. Il faudra attendre la loi du 11 septembre 1941 pour la publication de la première définition juridique du médicament. À la lumière de la déclaration de 1777, cette définition assimile le monopole pharmaceutique au médicament :

> « *Sont réservés aux pharmaciens* :
>
> La préparation des médicaments destinés à l'usage de la médecine humaine : toute drogue, substance ou composition présentée comme possédant des propriétés curatives ou préventives à l'égard des maladies humaines et conditionnée en vue de la vente au poids médicinal.
>
> Sont considérés comme médicaments les produits diététiques qui renferment dans leur composition des substances chimiques ou biologiques ne constituant pas elles-mêmes des aliments, mais dont la présence confère à ces produits soit des propriétés spéciales recherchées en thérapeutique diététique soit des propriétés de repas d'épreuve [...] ».[3]

Cette définition considère deux approches que peut suivre le médicament. Il s'agit des aspects curatifs d'un côté

---

[1] *Ibid.*

[2] Fouassier, É. (2015). *Notion juridique de médicament.* 1-31.

[3] Nous soulignons. *Art. L. 511 ; Légifrance—Publications officielles—Journal officiel—JORF n° 0262 du 20/09/1941 (accès protégé).* Disponible à l'adresse, https://www.legifrance.gouv.fr/download/securePrint?token=pXur9T!3H7qdB8uhAsVX.

et préventifs de l'autre. L'approche curative renvoie à la maladie – pour laquelle des médicaments sont conçus afin de les traiter. L'approche préventive constitue ce qui peut agir en amont des maladies pour les éviter. Ces deux approches sont considérées comme médicales puisqu'elles renvoient toutes deux à la notion d'état pathologique. Par ailleurs, le médicament comprend dans sa définition les produits diététiques. La définition exige de ces produits qu'ils aient une visée thérapeutique. Le champ de la diététique, rejoignant de loin la question esthétique et de modelage de l'apparence, intègre la réglementation dès 1941.

Plus tard, l'ordonnance du 4 février 1959 met fin au couplage monopole/médicament puisque ce dernier fait l'objet d'une définition à part entière qui ne fait plus référence au monopole. Cette ordonnance ajoute à la notion de médicament curatif et préventif, la notion de visée diagnostique : est considéré comme médicament tout produit permettant d'identifier une maladie. Plus tard, l'ordonnance du 23 septembre 1967 intègre à la législation française les termes du texte à l'échelle des Communautés Européennes[1]. La directive n°65/65 du 26 janvier 1965 constitue la base juridique du médicament. Elle tient compte de l'importance de la place du médicament dans la santé et impose une harmonisation à l'échelle européenne afin que tous les États membres bénéficient des avantages d'une réglementation exigeante dans l'intérêt de la santé publique. Ainsi, en 1967, l'ordonnance qui transpose la directive introduit la définition suivante :

> « On entend par médicament toute substance ou composition présentée comme possédant des propriétés curatives ou préventives à l'égard des maladies humaines ou

[1] Communautés formées de la Communauté Européenne du Charbon et de l'Acier, la Communauté Économique Européenne et la Communauté Européenne de l'Énergie Atomique ; ces communautés sont les ancêtres de l'Union Européenne.

animales, ainsi que tout produit pouvant être administré à l'homme ou l'animal, en vue d'établir un diagnostic médical ou de restaurer, corriger ou modifier leurs fonctions organiques.

Sont notamment des médicaments les produits hygiéniques contenant des substances vénéneuses et les produits diététiques qui renferment dans leur composition des substances chimiques ou biologiques ne constituant pas elles-mêmes des aliments, mais dont la présence confère à ces produits soit des propriétés spéciales recherchées en thérapeutique diététique, soit des propriétés de repas d'épreuve [...] »[1]

Cette nouvelle définition supprime la mention de « vente au poids médical ». Malgré l'harmonisation des mesures d'unité, cette référence au poids médical était restée jusqu'ici dans la définition, comme pour continuer de rappeler le caractère médical de la finalité du médicament. La suppression de cette mention élargit la définition du médicament. En outre, « la qualification [devient] indépendante de la quantité de substance ou composition préparée ou débitée »[2].

Cette définition introduit deux types de raisonnement : le médicament par présentation et le médicament par fonction. Les médicaments par présentation correspondent à ceux dont les vertus thérapeutiques ou préventives sont mises en avant par le fabricant. Cette formulation permet de lutter contre le charlatanisme. En effet, dès lors qu'un fabricant fait allégation de propriétés curatives ou préventives, le produit doit être qualifié de médicament ; or tout médicament préparé à l'avance est une spécialité pharmaceutique qui, pour être commercialisée, requiert l'obtention d'une Autorisation de Mise sur le Marché (ci-

---

[1] *Ordonnance n°67-827 du 23 septembre 1967 modifiant certaines dispositions du livre V du CSP relatives à la pharmacie pour les adapter aux conditions résultant de l'application du traité constituant une Communauté Économique Européenne.* (1967).

[2] Fouassier, É. (2015). *Notion juridique de médicament. Op. cit.*

après « AMM ») préalable. Les médicaments par fonction correspondent à l'ensemble des médicaments dont les propriétés ont été scientifiquement établies. Ce dernier groupe permet de donner le statut de médicament aux pilules contraceptives. D'ailleurs, la loi Neuwirth, autorisant la contraception, est adoptée deux mois après la loi modifiant la définition du médicament en France. De plus, la nouvelle référence aux fonctions organiques introduit l'idée d'une définition du médicament non pas à travers l'impact qu'il peut avoir sur une maladie, mais à travers un certain mode d'action.

Par la suite, la loi du 31 décembre 1971 assouplit le régime des produits d'hygiène et des produits contenant « des doses infimes de substances vénéneuses »[1] dans leur composition. Celle du 1er juillet 1975 supprime « toute référence aux produits cosmétiques et d'hygiène corporelle dans la définition du médicament »[2]. Enfin, celle du 7 février 2007 transpose la directive européenne n°2004/27/CE du Parlement européen et du Conseil et opère d'importantes modifications.

> « On entend par médicament toute substance ou composition présentée comme possédant des propriétés curatives ou préventives à l'égard des maladies humaines ou animales, ainsi que toute substance ou composition pouvant être utilisée chez l'homme ou chez l'animal ou pouvant leur être administrée, en vue d'établir un diagnostic médical ou de restaurer, corriger ou modifier leurs fonctions physiologiques en exerçant une action pharmacologique, immunologique ou métabolique. […]
>
> Lorsque, eu égard à l'ensemble de ses caractéristiques, un produit est susceptible de répondre à la fois à la définition du médicament prévue au premier alinéa et à celle d'autres catégories de produits régies par le droit communautaire ou

[1] *Ibid.*
[2] *Ibid.*

national, il est, en cas de doute, considéré comme un médicament. »[1]

La première modification réside dans le remplacement du terme « fonctions organiques » par « fonctions physiologiques ». Ce changement n'a pas d'impact significatif sur l'interprétation de la définition. Néanmoins, la référence aux fonctions physiologiques semble désigner un panel plus large. En effet, le qualificatif de « physiologique » se rapporte à l'ensemble de la physiologie de l'organisme, tandis que le terme « organique » se réfère aux propriétés plus retreintes des organes. De plus, les actions menées sur les fonctions physiologiques doivent être d'ordre « pharmacologique, immunologique ou métabolique »[2]. Cette précision permet de distinguer les médicaments d'autres produits comme les dispositifs médicaux, ou encore les « produits ayant uniquement des fonctions nutritionnelles [...], diététiques ou physiologiques »[3]. Par ailleurs, cette nouvelle définition ouvre la qualification de médicament aux nouvelles thérapies mises en place comme « les produits issus de la thérapie génique ou cellulaire, les produits radiopharmaceutiques »[4], etc. Cette nouvelle expression – « restaurer, corriger ou modifier leurs fonctions physiologiques en exerçant une action pharmacologique, immunologique ou métabolique » – confirme l'accent porté sur le mode d'action du médicament, plus que sur sa finalité thérapeutique.

---

[1] *Article L5111-1—Code de la santé publique—Légifrance*. Consulté 22 février 2023, à l'adresse https://www.legifrance.gouv.fr/codes/article_lc/LEGIARTI000045404922.

[2] Article L-5111-1 – Code de la Santé Publique – En vigueur de 2007 à 2022.

[3] Fouassier, É. (2015). *Notion juridique de médicament. Op. cit.*

[4] *Projet de loi portant diverses dispositions d'adaptation au droit communautaire dans le domaine du médicament.* (2023, janvier 18). http://www.senat.fr/rap/l06-163/l06-16319.html.

En outre, l'ajout du dernier alinéa prévoit d'appliquer le régime le plus contraignant pour tout produit dont la qualification est ambiguë. Autrement dit, la définition précise davantage les critères de qualification des médicaments, mais impose, en cas de doute de qualification, l'application de la réglementation relative aux médicaments. Ce dernier point vient ouvrir la possibilité à des produits, qui ne répondent pas entièrement à la définition de médicament, d'être traités comme tel. Sur le plan réglementaire, cette exigence permet de garantir le meilleur niveau de protection de sécurité sanitaire, par l'obligation de répondre aux exigences requises par l'AMM. Il s'agit donc de renforcer la sécurité liée à la commercialisation dudit produit. Cette exigence suit la volonté européenne d'interpréter, non pas de manière restrictive, mais de manière extensive la définition du médicament. Il est préférable, pour la protection de la santé publique, d'élargir le champ des produits qualifiés de médicaments, puisqu'ils sont associés à une plus grande garantie de qualité et de sécurité[1].

Ainsi, la définition du médicament s'est affinée au cours du temps afin de mettre en place un cadre légal soucieux de l'évolution des connaissances et des techniques, tout en garantissant un niveau élevé de protection de la santé publique. L'extension de la définition conduit à conférer un statut de médicament à des produits périphériques à visée médicale, afin d'assurer la sécurité sanitaire. Ainsi, cette évolution semble participer à l'émergence, depuis plusieurs décennies, de la médecine de convenance personnelle.

[1] Les modifications apportées à la définition du médicament par la dernière ordonnance n°2022-414 du 3 mars 2022. Il s'agit de modifications mineures qui ne nous intéressent pas ici.

§2. Une médecine de convenance personnelle : entre demande sociétale et offre du système de santé

Depuis une dizaine d'années, la médecine de convenance personnelle s'autonomise face à la médecine thérapeutique. Illustrée par la stérilisation ou la contraception par exemple, elle conduit à la commercialisation de produits qui ne possèdent pas une visée purement thérapeutique. Les médicaments utilisés à des fins de modification de l'apparence du corps entrent dans cette catégorie de médecine de convenance personnelle, qui fait peu à peu sa place dans le système de santé.

Traditionnellement, le système de santé se base sur la prévention des maladies et le traitement des personnes malades. Depuis plusieurs siècles[1], le processus de médicalisation se développe. Ce terme revêt plusieurs connotations que nous aborderons tout au long de cette étude. La première interprétation qui nous intéresse est celle d'une « construction sociale [qui] consiste à conférer une nature médicale à des représentations et des pratiques qui n'étaient jusqu'alors pas socialement appréhendées en ces termes »[2]. Elle participe donc à des réponses médicales données à des problématiques qui ne relèvent pas forcément de ce champ. Lorsque la médicalisation s'intensifie et devient « excessive et nocive »[3], on parle de *surmédicalisation.* Le processus de médicalisation devient alors nuisible au système de santé. Par analogie, la loi des rendements décroissants montre comment un budget trop

---

[1] Foucault date la médicalisation à partir du XVIIe siècle, Foucault, M. (1974b). *Histoire de la médicalisation.* Hermès, La Revue 1988/2 (n° 2), p. 11-29.

[2] Conrad, P., (1992) : Aïach, P., Delanoë, D., (dir.), L'ère de la médicalisation. Ecce homo sanitas, Paris, Economica, 1998, p.5.

[3] Hoekendijk, R., (2017). *La conception positive de la santé et la surmédicalisation de l'existence humaine*. p.13. Faculté de philosophie, arts et lettres, Université catholique de Louvain, 2017. Prom. : Dupuis, M., http://hdl.handle.net/2078.1/thesis:12424.

élevé alloué aux dépenses de santé a un impact négatif sur l'efficacité du système[1]. Certains auteurs parlent même d'*extra-médicalisation* pour décrire les processus d'« évolution du périmètre d'intervention de la médecine » [2] qui se situe en dehors du champ d'intervention traditionnel. La société connaît ainsi un phénomène de surmédicalisation à laquelle s'ajoute l'extra-médicalisation, donnant à la médecine une dimension non-thérapeutique.

Ainsi, depuis plusieurs décennies, se mêlent bien-être, santé et performance au sein d'une médecine qui ne traite plus seulement de maladies, mais de désirs. Alors que les besoins de santé sont objectivables par les professionnels de santé, les désirs ne le sont pas, ils sont subjectifs et propres au sujet. Les aspirations de la société évoluent et il s'opère, depuis les années soixante, un glissement subtil du besoin au désir, de la nécessité thérapeutique à la convenance personnelle. Ce glissement contribue à un réel changement de paradigme participant à la construction d'une société normative où règne le « culte de la performance »[3]. La « médecine de convenance personnelle »[4] trouverait, selon certains auteurs, son origine dans un « libéralisme romantique [qui] se propose d'entrevoir en chaque personne son unicité, sa dimension esthétique et

---

[1] *Cf. Figure 1, Annexe 1.*

[2] Taboulet, F., et Couderc, B., (2018), *Les nouveaux territoires de l'extra-médicalisation.* « Sur- et sous-médicalisation, surdiagnostics et surtraitements - L'intérêt public face à l'extension du domaine du pathologique », 8° Colloque, groupe Princeps, Société de Formation Thérapeutique du Généraliste et Association Civic Santé. Paris, 29-30 novembre 2019.

[3] Ehrenberg, A. (2014). *Le Culte de la performance. Op. cit.*

[4] Paricard, S. (2015). *Droit médical et éthique médicale : Regards contemporains—La médecine saisie par la convenance personnelle : Vol. II* (LEH Édition, p. 25-45).

émotionnelle »[1] et où l'État n'est plus garant du bien commun mais du « bonheur individuel »[2].

Dans l'expression *médecine de convenance personnelle*, la convenance constitue ce qui convient, ce qui relève en latin de *dignus*, c'est-à-dire du fait d'être digne de-. *Être digne de*... impose des valeurs qui sont partagées par la société. Pourtant, le qualificatif de personnel vient bouleverser la notion universelle posée par la société. La convenance personnelle est donc vue, ici, comme l'approche singulière de ce qui convient. La question n'est plus de savoir ce qui est digne dans la société, mais ce qui est digne pour l'individu.

Pour cette médecine de convenance personnelle, le corps prend une place somme toute particulière. Longtemps oublié par les textes juridiques, le corps fait aujourd'hui l'objet d'une protection de son intégrité qui ne peut être atteinte qu'en cas de nécessité médicale[3]. Au niveau individuel, la médecine agit sur les corps : elle a la maladie pour objet et les corps comme champs d'action. Basée sur les progrès de la science, elle permet de dépasser les limites des corps. Le développement de la réanimation permet de repousser la mort ; la chirurgie esthétique est capable de sculpter le corps et d'en modifier l'apparence ; la médecine de la reproduction permet aux couples hétérosexuels, aux couples de femmes homosexuelles ou à la femme seule d'avoir des enfants[4], etc. Le rapport au corps se transforme, il « n'est plus uniquement considéré comme un lieu de

---

[1] V. Gutman (D.), Le sentiment d'identité. Étude de droit des personnes et de la famille, préf. Terré (F), LGDJ, coll. « Bibliothèque de droit privé », t. 327, 2000, n°327 et s. p.302.

[2] Paricard, S. (2015). *La médecine saisie par la convenance personnelle : Vol. II. Op. cit.*

[3] Article 16-3 du Code civil.

[4] LOI n° 2021-1017 du 2 août 2021 relative à la bioéthique – Dossiers législatifs - Légifrance . Disponible sur: https://www.legifrance.gouv.fr/dossierlegislatif/JORFDOLE000038811571/.

souffrance mais comme un lieu de pouvoir »[1]. Le rapport spécifique que l'individu exerce sur son propre corps évolue simultanément à l'affirmation de la place qu'occupent le bien-être et l'épanouissement dans la société.

De nombreux actes non-thérapeutiques ne pouvant être réalisés que par les médecins, sont alors comptés parmi les actes de la médecine afin de garantir la sécurité sanitaire. D'ailleurs, leur licéité n'est possible que parce que des législations spécifiques les encadrent et les autorisent, c'est le cas de l'interruption volontaire de grossesse (IVG) par exemple. Sur le plan pharmaceutique, de nombreux produits de santé entrent dans la catégorie de médicaments alors qu'ils répondent à des désirs, qui sont, par définition, non liés à la maladie.

Une décision de 2014 de la Cour de cassation illustre parfaitement ce phénomène : elle y affirme que les actes de chirurgie esthétique relèvent d'actes de soins[2]. D'ailleurs, l'histoire de la chirurgie esthétique reflète, d'une part, ce qu'est la médecine de convenance, d'autre part, le glissement d'actes médicaux à visée non-thérapeutique : l'esthétique. Relativement marginale avant le XXe siècle, la chirurgie esthétique connaît un essor après la 1ère Guerre Mondiale, à travers la chirurgie réparatrice/plastique. La réalisation d'actes chirurgicaux se développe pour les soldats défigurés par les combats, surnommés les « Gueules Cassées ». Longtemps non admise parmi l'ensemble des chirurgiens, la chirurgie esthétique se distingue de la chirurgie réparatrice. Les années mille neuf cent vingt marquent le véritable développement de méthodes de chirurgie esthétique. Ces méthodes donnent des résultats

---

[1] Paricard, S. (2015). *La médecine saisie par la convenance personnelle : Vol. II. Op. cit.*

[2] Cour de cassation, civile, Chambre civile 1, 5 février 2014, 12-29.140, Publié au bulletin, Publié au bulletin (Cour de cassation 2014). https://www.legifrance.gouv.fr/juri/id/JURITEXT000028574802/.

probants concernant les « bénéfices psychologiques »[1] observés chez les personnes qui y ont recours. Le législateur encadre pour la première fois en 2002 la chirurgie esthétique, jusque-là désignée seulement par la jurisprudence. Du fait de son « intervention sur le corps »[2], il devient essentiel de poser un cadre législatif aux actes de chirurgie esthétique. En 2009, cette discipline devient « définitivement licite »[3]. La chirurgie esthétique participe ainsi au phénomène observé à l'échelle de la société de la qualification d'actes de soin, des actes qui relèvent de la subjectivité, de l'intimité même des individus qui s'y prêtent. En médecine traditionnelle, le désir appelle une part d'irrationnel qu'il devient difficile d'encadrer par le droit.

Ainsi, l'interprétation extensive de la définition des médicaments participe à l'agrandissement du champ d'action de la médecine et de son prolongement qu'est la pharmacie. En effet, les juges accordent une « grande souplesse dans leur approche du terme de maladie »[4] humaine mentionné dans la définition du médicament par présentation. Dès les années soixante, de nombreuses jurisprudences mènent à qualifier de maladies des « atteintes […] bénignes, voire [des] simples disgrâces »[5]. Sont alors désignés sous le vocable *maladie*, « la migraine […] ; les rhumatismes […] ; les dermatoses […] ; la cellulite […] ; l'acné »[6], etc. Le législateur prend ainsi le parti d'une interprétation large de la maladie, alors que la Cour de justice des Communautés Européennes se veut plus nuancée et distingue les états pathologiques des « états ou

---

[1] Glicenstein, J. (2003). Chirurgie esthétique et histoire. *Annales de Chirurgie Plastique Esthétique*, *48*(5), 257-272. https://doi.org/10.1016/j.anplas.2003.08.002.

[2] Cormier, C. (2002). *La chirurgie esthétique. RDSS p. 724 Op. cit.*

[3] Paricard, S. (2015). *La médecine saisie par la convenance personnelle : Vol. II. Op. cit.*

[4] Fouassier, É. (2015). *Notion juridique de médicament. Op. cit.*

[5] *Ibid.*

[6] *Ibid.*

sensations [...] ambigus [comme] une fatigue passagère ou un besoin de nourriture »[1]. Pour autant, en France cette interprétation extensive participe à la commercialisation de produits qui s'inscrivent dans une démarche de convenance personnelle.

Par analogie à la médicalisation, la *pharmaceuticalisation* correspond à « la façon dont des moments de la vie deviennent des opportunités pour l'industrie pharmaceutique »[2], il s'agit d'un « des effets ou [d'une] sous-catégorie de la médicalisation »[3]. Elle correspond à l'invention de produits en réaction à des évènements auxquels nous sommes confrontés au cours de la vie. Grâce à l'interprétation extensive de la définition du médicament et au motif d'une meilleure protection de la santé publique, de nombreux produits sont commercialisés pour des affections qui ne constituent pas des états pathologiques. En pratique courante, il est observé que de nombreux médicaments sont utilisés à des fins de performance intellectuelle, cognitive ou sportive, ou bien à des fins de sculpture et de modification de l'apparence du corps : le traditionnel binôme *médicament/maladie* en est ainsi bousculé.

Les produits de santé dont font partie les médicaments semblent donner une solution à l'assouvissement des désirs. Le patient change alors de statut lorsqu'il fait l'objet d'actes répondant à ses désirs : il franchit la frontière qui le distingue du consommateur. L'ensemble de ces actes et produits répondant à la convenance personnelle sont

---

[1] Cours de justice des Communautés européennes, Procédure pénale contre Jean-Marie Delattre, Affaire C-369/88 (21 mars 1991). https://eur-lex.europa.eu/legal-content/FR/TXT/?uri=CELEX%3A61988CJ0369&qid=1677580194152.

[2] Collin, J., David, & PM., (2016). *Vers une pharmaceuticalisation de la société ? - Le médicament comme objet social*. 41.

[3] Traduction libre, Kaczmarek, E. (2022). Promoting diseases to promote drugs : The role of the pharmaceutical industry in fostering good and bad medicalization. *British Journal of Clinical Pharmacology*, *Op. cit.*

considérés parmi les actes de soin afin de garantir la protection de la santé publique.

Section 2 : Les garanties de la sécurité sanitaire

La sécurité sanitaire constitue l'un des piliers du système de santé actuel. Et c'est afin de renforcer la sécurité sanitaire que, face à l'ambiguïté de qualification d'un produit de santé, le régime le plus sévère, celui du médicament est choisi. Elle sera ainsi garantie par la délivrance d'AMM (§1). Le panier remboursable des produits qualifiés de médicaments est soumis à un ensemble de critères qui évaluent leur place dans une stratégie thérapeutique (§2).

§1. Une ambiguïté dans la qualification de certains produits : l'AMM garante de la qualité, de la sécurité et de l'efficacité

La pratique médicale ne peut exclure une part de risque. S'agissant des médicaments, il existe toujours un risque de survenue d'effets indésirables. La sécurité sanitaire dépend d'un processus complexe où chaque étape doit répondre soigneusement aux bonnes pratiques, sans quoi elle risque d'être compromise. Elle doit être garantie tout au long du cycle de vie du médicament et également à travers les pratiques des médecins, des pharmaciens jusqu'à l'administration au patient. Les AMM sont le point de départ de la garantie de sécurité d'un produit de santé. Elles permettent de déterminer si la balance bénéfice-risque est satisfaisante. Même si la plupart des effets indésirables sont mis en évidence par les essais cliniques, un certain nombre d'entre eux échappent aux essais et apparaissent lors d'études de surveillance post-commercialisation. À la suite de nombreux scandales sanitaires – sang contaminé, hormone de croissance, Vioxx®, Médiator®, etc. – la législation française s'est renforcée peu à peu, contraignant les « acteurs de la chaine pharmaceutique » [1] à des obligations afin de garantir un niveau élevé de protection de la santé. C'est à partir de 1992 que la notion de « sécurité sanitaire » est employée. Proposé par Didier Tabuteau, alors conseiller du ministre chargé de la santé, ce concept s'impose « comme l'un des catalyseurs les plus puissants de la transformation du système de santé »[2]. Le ministère de la santé et de la prévention la définit comme « l'ensemble des décisions, programmes et actions visant à protéger la population contre tous les dangers et les risques pour la santé, considérés comme échappant au contrôle des individus et relevant donc de la responsabilité des pouvoirs publics »[3]. La sécurité sanitaire s'appuie sur quatre principes cardinaux – les principes d'évaluation, de précaution, d'impartialité et de transparence – pour garantir un niveau élevé de protection de la santé[4].

La qualification de spécialité pharmaceutique doit garantir un niveau de qualité important. La qualité se vérifie à la conformité du produit à la formule indiquée par le fabricant. Au fil du temps, les pharmaciens et les industriels de la pharmacie prennent des initiatives afin de garantir la sécurité des médicaments : ils établissent notamment l'étiquetage des médicaments. Pour autant, le statut de la spécialité reste flou. Progressivement, celle-ci se réfère à des caractéristiques de plus en plus précises. Le décret-loi

---

[1] Taboulet F, Juillard-Condat B. Sécurité sanitaire et maîtrise des risques liés au médicament. E-colloque, Analyse des risques en santé : Entre droit(s), sciences, éthique et attentes sociétales, Approches européenne et nationale. Université Toulouse Capitole. Centre d'Excellence Europe Capitole. 12 mars 2021.

[2] Tabuteau, D., (2016) « Principes et organisation de la sécurité sanitaire », *In* « Traité de santé publique », F. Bourdillon, G. Brücker, D. Tabuteau. Lavoisier Médecine Sciences. p. 33-42.

[3] Ministère de la Santé et de la Prévention. (2023, mars 3) Prévention, M. de la S. et de la, & Prévention. *Sécurité sanitaire*. https://sante.gouv.fr/prevention-en-sante/securite-sanitaire/.

[4] Tabuteau, D., (2016) « Principes et organisation de la sécurité sanitaire », *Op. cit.*

du 11 septembre 1941, établit la mise en place des visas. Il s'agit d'autorisations qui permettent la commercialisation de spécialités afin de renforcer la sécurité. Cependant, ces autorisations sont le fruit d'une ambiguïté entre la recherche d'innovation pour l'industrie pharmaceutique et la protection de la santé publique pour les pouvoirs publics. L'AMM est instituée par l'ordonnance du 23 septembre 1967 afin d'harmoniser la loi française à la législation européenne. L'évolution de l'ensemble des règles auxquelles sont soumis les produits de santé s'inscrit dans une logique de « préservation de l'ordre public sanitaire »[1].

Aujourd'hui, l'AMM constitue le régime juridique le plus sévère s'agissant de la commercialisation de produits de santé : elle encadre la mise sur le marché des spécialités pharmaceutiques. L'obtention d'une AMM est soumise à l'évaluation, par les autorités sanitaires compétentes – Agence Nationale de Sécurité du Médicament et des produits de santé (ci-après « ANSM ») à l'échelle nationale et l'Agence Européenne des Médicaments (ci-après « EMA ») à l'échelle européenne – d'un dossier nommé le Common Technical Document. Il s'agit d'un dossier d'environ cent mille pages qui se compose de cinq modules comprenant notamment des données sur la qualité, la sécurité et l'efficacité du médicament en question.

Ainsi, la qualification de médicament permet de garantir un niveau élevé de sécurité, car elle implique de répondre aux exigences imposées par le dossier de demande d'AMM. C'est ainsi que, dans la logique du principe de précaution, de nombreux produits, dont les fabricants revendiquent d'autres qualifications (compléments alimentaires, cosmétiques, etc.), sont aujourd'hui qualifiés de médicaments, alors qu'ils n'ont pas d'effets thérapeutiques.

---

[1] Aulois-Griot, M., & Taboulet, F. (2007). Médecins et pharmaciens face aux médicaments à prescription particulière : Entre logiques sanitaires et logiques économiques. *Elsevier Masson, Droit et Médicament*, 83-89.

Ce sont des *produits frontières*, qui sont à cheval entre deux qualifications, en raison d'une réelle ambiguïté, ou à cause de la demande de l'industrie de catégoriser le produit dans une autre qualification que celle du médicament, alors qu'il présente un mode d'action et une composition relevant de cette catégorie. Lorsque c'est le cas, le régime le plus sévère s'applique en théorie. Certains de ces produits font ensuite l'objet de contentieux, dont le but est de définir à quelle qualification ils doivent être soumis. Concernant des produits indiqués destinés à modifier l'apparence du corps nous allons étudier trois affaires qui illustrent les potentielles ambiguïtés liées à la commercialisation de produits frontières.

En premier lieu, l'ANSM interdit, en 2016, la fabrication et la vente de « produits à visée éclaircissante ou blanchissante de la peau […] par voie injectable »[1]. La voie d'administration injectable est incompatible avec le statut de produit cosmétique. Elle nécessite le franchissement de la peau et comprend les injections intraveineuses, intramusculaires et sous-cutanées. De telles voies d'administration « laisse[nt] [donc] penser au consommateur moyennement averti qu'il [est] en présence d'un médicament »[2]. Pourtant, les produits visés sont, pour la plupart, vendus sur internet et ne bénéficient pas d'AMM. En outre, des évènements indésirables sont survenus chez les consommateurs : « nausées, gêne abdominale, sensation vertigineuse et palpitations »[3]. Pour ces raisons, l'ANSM suspend la vente de ces produits, tant

---

[1] ANSM. (2016). *Décision du 1er avril 2016 portant sur la suspension de la mise sur le marché à titre gratuit et onéreux, de la distribution en gros, de la fabrication, de la détention en vue de la vente ou de la distribution à titre gratuit, de l'importation, de l'exportation, de la publicité, de l'utilisation de produits à visée éclaircissante ou blanchissante de la peau et destinés à être administrés par voie injectable.*

[2] *Ibid.*

[3] *Ibid.*

qu'ils ne répondent pas aux exigences réglementaires, à savoir tant qu'ils ne se conforment pas à l'ensemble des obligations relatives au médicament, qu'ils n'obtiennent pas d'AMM, ou, si l'action n'est pas pharmacologique, tant qu'ils n'obtiennent pas le statut de dispositif médical.

Une autre affaire, datant de 2016 et 2017, concerne la société LABORATOIRE PROMICEA faisant l'objet d'une inspection de l'ANSM. Consécutivement à l'inspection, l'Agence demande au laboratoire de lui fournir des informations de sécurité concernant deux de ses produits commercialisés : *Neostem serum* et *Neostem pocket lift*[1]. Ces produits sont commercialisés en tant que produits cosmétiques. Pourtant ils contiennent dans leur formulation deux substances actives médicamenteuses à des quantités inférieures à 0,13% : l'alendronate de sodium et la pravastatine. Ces substances sont à l'origine utilisées respectivement pour leurs propriétés anti-ostéoporotiques et hypolipémiantes. Les deux produits sont utilisés pour leur effet inhibiteur sur la production de progérine, une hormone produite par les cellules cutanées et responsable du vieillissement de la peau[2] : l'inhibition de sa production permet donc de lutter contre le vieillissement cutané. Cette hormone est impliquée dans la Progéria – appelée aussi syndrome d'Hutchinson-Gilford – une maladie génétique très rare qui accélère le vieillissement des enfants atteints. La moyenne d'âge de décès est de 13,5 ans[3].

L'entreprise revendique les propriétés anti-âge de ces deux produits. Pour l'ANSM, ces deux produits ne

---

[1] ANSM. (2017). *Décision du 13 mars 2017 portant suspension de la fabrication, de l'exportation en gros, de la mise sur le marché à titre gratuit ou onéreux, de la détention en vue de la vente ou de la distribution à titre gratuit, de la publicité des produits dénommés Neostem serum et Neostem pocket lift de la société LABORATOIRE PROMICEA ainsi que le retrait des produits.*

[2] Navarro, C., et al. (2013). *Dix ans de recherche translationnelle et valorisation dans la Progeria : Du gène aux applications thérapeutiques et à la cosmétique. Numéro Vieillissement*, 80-93.

[3] *Ibid.*

constituent pas des produits cosmétiques mais répondent à la définition de médicaments par présentation et par fonction prévue par l'article L.5111-1 du Code de la Santé Publique (ci-après « CSP »). Au vu de la composition de ces deux produits – substances actives –, de leur proportion – effet sur les fonctions physiologiques –, de leurs potentiels effets indésirables et de leurs potentielles interactions avec d'autres molécules, l'ANSM décide, dans un communiqué, de suspendre la fabrication et la commercialisation de ces produits « jusqu'à [la] mise en conformité [du laboratoire] avec la réglementation du médicament »[1]. L'entreprise demande l'annulation de cette décision qui lui est refusée par le tribunal administratif de Marseille en 2019[2]. Elle fait appel en 2020. La requête est de nouveau considérée comme irrecevable par la Cour administrative d'appel de Marseille qui formule un argumentaire similaire à celui de l'ANSM. Tant que le laboratoire n'obtient pas d'AMM, il lui est interdit de commercialiser ces deux produits. Admettons que, même si, au vu des données actuelles de la science, rien ne prouve l'efficacité de ces produits dans le traitement de la Progéria, l'entreprise obtienne une AMM pour le traitement de cette pathologie, alors, la finalité médicale pourrait être remplie. Cependant, dans le cas où l'entreprise obtiendrait une AMM pour un traitement antivieillissement cutané, la finalité médicale semblerait bien plus critiquable. La législation mise en place semble pousser à qualifier des produits de médicaments pour renforcer les garanties de qualité, de sécurité et d'efficacité, bien qu'ils ne présentent aucune finalité thérapeutique.

Enfin, en 2022, une autre affaire, mettant en cause la société M2Beauty Cosmetics, illustre la frontière fine qui existe entre les médicaments et les produits cosmétiques. Il

[1] *Décision du 13 mars 2017.* ANSM.

[2] *18 mars 2021—Cour administrative d'appel, 2ème chambre.*

s'agit d'une société qui commercialise un produit cosmétique, nommé Eyelash Activating Serum, pour avoir des « cils plus longs et plus épais »[1]. Cependant, ce produit contient entre 0,001% et 0,302% de Méthylamido-Dihydro-Noralfaprostal (ci-après « MDN »)[2], une substance active, analogue structurel du bimatoprost, utilisé sous forme de collyre dans le traitement des glaucomes[3]. Cette molécule « augmente la croissance et la densité des cils jusqu'à 50% »[4] selon le fabricant. La présence d'une substance active telle que le MDN questionne sur le statut du produit en lui-même. En effet, son analogie au bimatoprost laisse entendre une action pharmacologique – sur les récepteurs de certaines prostaglandines – répondant à la notion de médicament par fonction. Doit-on qualifier un tel produit de cosmétique, car il s'agit d'une action sur l'aspect du corps, ou bien d'un médicament, car la molécule agit selon un mécanisme pharmacologique ?

L'institut fédéral des médicaments et des dispositifs médicaux allemand affirme que ce produit n'est « pas un produit cosmétique, mais un médicament [par fonction devant] être soumis à [une] autorisation de mise sur le marché »[5]. Suite à l'appel de la société M2Beauty, le Tribunal administratif de Cologne soumet trois questions préjudicielles à la Cour de Justice de l'Union Européenne (ci-après « CJUE). L'une d'elles interroge l'« effet positif

[1] Selon la publicité du fabricant, M2Beauty – Conclusions de l'avocate générale Mme Tamara ĆAPETA présentées le 7 avril 2022, Affaire C-616/20 M2Beauté Cosmetics GmbH contre Bundesrepublik Deutschland.

[2] *Cf. Annexe 2*, on note la suppression d'un méthyl (CH_3) pour passer du Bimatoprost au MDN.

[3] Maladie chronique de l'œil liée à une pression intraoculaire trop importante causant des lésions du nerf optique.

[4] CJUE. (2022). *Arrêt de la cours—Affaire C-616/20—M2Beaute Cosmetics GmbH contre Bundesrepublik Deutschland.*

[5] *Ibid.* et Conclusions de l'avocate générale Mme Tamara ĆAPETA présentées le 7 avril 2022, Affaire C-616/20 M2Beauté Cosmetics GmbH contre Bundesrepublik Deutschland.

sur l'apparence »[1] : « est-il [...] suffisant [pour] que le produit ait principalement un effet [...] bénéfique sur la santé de façon médiate en augmentant l'estime de soi ou le bien-être ? »[2]. À partir du moment où l'on prête au produit une action pharmacologique, peut-il être qualifié de médicament étant donné que son effet agit seulement sur l'apparence ? Son effet sur la santé serait alors considéré comme médiat à travers l'amélioration psychologique de l'estime de soi.

La CJUE rappelle qu'en cas de doute de qualification – ici lié à la nature du MDN et à son mécanisme d'action – le régime du médicament s'impose. Il doit donc s'appliquer dans le cas du sérum de la société M2Beauty. Elle rappelle ensuite l'objectif principal poursuivi par la directive 2001/83/CE instituant le code communautaire relatif aux médicaments à usage humain, c'est-à-dire d'« assurer un niveau élevé de protection de la santé humaine »[3]. La CJUE établit alors qu'il est possible de commercialiser un produit qui participe à l'« amélioration de l'apparence, induisant un bénéfice médiat par l'augmentation de l'estime de soi ou du bien-être qu'elle suscite, [à condition qu'elle permette] le traitement d'une pathologie reconnue »[4]. La CJUE émet ensuite une réserve : « En revanche, un produit qui améliore l'apparence sans présenter de propriétés nocives et qui est dépourvu d'effets bénéfiques sur la santé ne saurait être qualifié de "médicament" »[5]. Cette disposition vient créer, à l'échelle européenne, une brèche concernant les produits pouvant être utilisés à des fins esthétiques et de modification de l'apparence corporelle. En effet, même si elle exige toujours une condition de pathologie reconnue, elle vient autoriser les produits qui *améliorent* l'apparence,

---

[1] CJUE. (2022). *Arrêt de la cours* Affaire C-616-20, CJUE 2022. *Op. cit.*

[2] *Ibid.*

[3] *Ibid.*

[4] *Ibid.*

[5] *Ibid.*

sous le prétexte d'une « augmentation de l'estime de soi ». Il suffit ainsi de prouver que le produit, à travers une action sur l'apparence corporelle, vient agir sur une pathologie admise par la communauté scientifique pour le commercialiser. Cette décision marque un réel glissement de la définition du médicament et admet la vente de produits à visée purement esthétique à condition de s'inscrire dans le cadre d'une pathologie. Dans notre cas, le bimatoprost est utilisé aux Etats-Unis pour l'hypotrichose des cils[1]. Cette décision vient pointer la difficulté de qualification des états pathologiques. L'hypotrichose des cils constitue-t-elle un état pathologique ? Existe-t-il un seuil en-deçà duquel l'hypotrichose est considérée comme pathologique ? Y a-t-il des contextes particuliers qui admettent qu'un état est pathologique, par exemple une hypotrichose liée à une chimiothérapie ?

Cette décision semble, comme les précédentes, amener à une confusion des genres. En effet, elle pousse à qualifier de médicaments des produits dont la finalité n'est pas thérapeutique, mais s'inscrit dans un cadre médical. Pourtant, la règle selon laquelle la législation la plus stricte s'applique en cas de doute conduit, de fait, à l'extension des produits obtenant le statut de médicament. À cette règle s'ajoute l'interprétation extensive de la définition du médicament dans un but de sécurité sanitaire, ce qui contribue à la multiplication de produits qualifiés de médicaments, alors qu'ils n'ont pas de visée médicale. Pour l'ensemble des consommateurs, il s'agit d'une confusion des genres entre un statut donnant l'effet d'un produit médical et une visée dépassant le champ de la médecine. Malgré cette confusion, la soumission des produits qualifiés de médicaments aux critères de remboursement permet dans certains cas d'établir une frontière entre les

[1] Maladie qui présente un arrêt de la croissance pilaire.

médicaments à visée purement médicale et ceux dont la finalité n'est pas médicale.

§2. Les contours du panier des soins remboursables

L'accès aux soins constitue l'un des enjeux majeurs du droit à la protection de la santé[1], appartenant aux droits de l'Homme revendiqués par la Constitution de l'OMS de 1946. Le droit à la protection de la santé constitue un droit-créance, c'est-à-dire un droit qui affirme « la prétention légitime à obtenir [de la collectivité] les interventions requises pour que soit possible l'exercice de la liberté »[2]. Affirmé par le Conseil Constitutionnel, ainsi que par le Parlement Européen, l'accès aux soins comprend l'accès aux produits de santé puisque ces produits occupent une place essentielle dans la prise en charge des patients. Le système de santé cherche à ce que l'accès aux soins soit équitable et souhaite limiter au maximum les obstacles d'ordre géographique, culturel ou financier. L'instauration des premières aides financières pour l'accès aux soins commence en 1928, tandis que le premier Code de la sécurité sociale (ci-après « CSS ») voit le jour en 1956 ; il comprend l'ensemble des dispositions légales relatives à la protection des individus concernant « les conséquences des divers évènements ou situations, généralement qualifiés de risques sociaux »[3].

---

[1] Affirmé par l'article L.1411-1 du CSP.

[2] G. Burdeau, (1961) *Les libertés publiques*, LGDJ, p. 21. ; *La notion de " droits-créances " à l'épreuve du contrôle de constitutionnalité | Conseil constitutionnel.* Disponible à l'adresse https://www.conseil-constitutionnel.fr/nouveaux-cahiers-du-conseil-constitutionnel/la-notion-de-droits-creances-a-l-epreuve-du-controle-de-constitutionnalite.

[3] Ministère du travail, de la santé et des solidarités S. Ministère du travail, de la santé et des solidarités. 2024. Présentation de la Sécurité sociale. Disponible sur: https://sante.gouv.fr/systeme-de-sante/securite-sociale/article/presentation-de-la-securite-sociale.

La première « indemnisation partielle »[1] des soins de santé date de 1928. En 1945, la Sécurité Sociale s'universalise avec les ordonnances des 4 et 19 octobre. L'objectif est d'établir une « prise en charge collective et solidaire des conséquences financières et sociales de la maladie »[2], permettant l'accès aux soins à toute la population, y compris aux plus démunis, ce qui contribue à l'équité et à l'efficience du système de santé. À l'image de la vaste définition de la santé donnée par l'OMS, l'assurance maladie prévoit un champ d'action large qui « permettrait aux individus d'atteindre un complet état de bien-être physique, mental et social »[3]. Avec les deux ordonnances de 1945, l'ensemble des offres de médicaments « est plus large que l'arsenal thérapeutique remboursable »[4]. La liste des médicaments remboursables est créée en 1945 et à partir de 1980, c'est la Commission de la Transparence (ci-après « CT ») de l'ANSM, puis à partir de 2004 celle de la Haute Autorité de Santé (ci-après « HAS »), qui sont chargées successivement d'établir cette liste. Pour bénéficier d'un remboursement, les médicaments doivent répondre à des critères d'inclusion. La CT évalue le Service Médical Rendu (ci-après « SMR ») pour déterminer si le médicament en question justifie une prise en charge par la société. Le SMR se base sur « des critères à la fois médicaux […] et de santé publique, en les

---

[1] Taboulet, F., & Juillard-Condat, B. (2022) L'extension du remboursement en dehors du pathologique : vers plus d'équité et d'efficience ?

[2] Article L.1411-1 du CSP, alinéa 6.

[3] *Ibid.* ; Delande, G., (1991) « Introduction à l'économie de la santé », John Libbey Eurotext, 1991: 31.

[4] Taboulet, F., & Juillard-Condat, B. (2022) *L'extension du remboursement en dehors du pathologique : vers plus d'équité et d'efficience ?* « Sur- et sous-médicalisation, surdiagnostics et surtraitements ; L'intérêt public face à l'extension du domaine du pathologique », 8° Colloque, groupe Princeps, Société de Formation Thérapeutique du Généraliste et association Civic Santé. Paris, 29-30 novembre 2019.

comparant aux alternatives existantes »[1]. Il existe quatre niveaux de SMR – important, modéré, faible et insuffisant – qui reposent sur cinq critères : l'efficacité et les effets indésirables ; la place du médicament dans la stratégie thérapeutique et l'existence ou non d'alternatives thérapeutiques ; la gravité de l'affection ; le caractère préventif, curatif, ou symptomatique du traitement ; et l'intérêt pour la santé publique. Un médicament peut bénéficier d'un SMR permettant d'ouvrir une prise en charge par l'assurance maladie lorsque le produit s'inscrit dans une visée thérapeutique. Le taux de prise en charge est déterminé par la gravité de la pathologie traitée ainsi que par le niveau de SMR accordé au produit en question[2]. Ainsi, aujourd'hui, un médicament peut être remboursé à 15%, 30%, 65% ou bien 100% par l'Assurance Maladie Obligatoire (AMO). Le reste à charge, nécessite un financement par des Assurances Maladies Complémentaires (AMC), ou par le patient lui-même. Notons que les produits et prestations qui sont aujourd'hui pris en charge à 100% concernent « certains médicaments reconnus comme irremplaçables et particulièrement coûteux »[3].

La mise en place d'un système de financement solidaire pousse à créer une rupture entre le patient et les médicaments. La Sécurité Sociale implique un nouveau rapport du patient au système de santé et à la manière qu'il a de consommer les produits de santé. Non seulement il ne décide pas des produits qu'il se procure (prescripteur), mais il ne paie pas non plus pour y avoir accès (assurance maladie). Face à la prise en charge des médicaments, il est

---

[1] HAS, novembre 2021, Accompagnement des mesures de déremboursement de médicaments, Messages pour les médecins et pharmaciens, Service Médical Rendu insuffisant et déremboursement disponible sur https://www.has-sante.fr/upload/docs/application/pdf/2011-12/smrinsuffisant_generalites.pdf.

[2] *Cf. Tableau 1, Annexe 3.*

[3] Article R160-8 du CSS.

observé de « très fortes dérives de soins : leur apparente gratuité tend à accréditer l'idée que les moyens disponibles sont illimités ; [...] on trouve là l'origine de pratiques abusives »[1]. La mise en place de la prise en charge participe donc à l'image du patient/consommateur et accroît la demande d'accès à des produits de santé répondant à des besoins médicaux comme non médicaux. Plusieurs plans de redressement des comptes se succèdent entre 1975 et 1985 et mènent à la radiation de certains produits de la liste, notamment les médicaments « de confort »[2], mais également de prestations qui ne rentrent pas dans le champ médical. Par ailleurs, se pose la question de l'égal accès aux progrès notamment à tout ce qui concerne les « technologies d'intelligence artificielle, big data et robotique »[3].

Ainsi, certains produits considérés comme étant de convenance personnelle sont pris en charge financièrement par le système de santé, ce qui présente des enjeux économiques. En effet, la solidarité nationale permet aujourd'hui une prise en charge partielle de produits qui relèvent davantage de la convenance que de la thérapeutique, davantage du désir que de la maladie. Le remboursement d'un produit non thérapeutique est le résultat d'une évaluation des critères du SMR qui justifie

---

[1] Séguin, P., Zeller, A., (1987) « Lettre du 23 octobre 1986 au président de la CNAMTS », in *Remboursements à 100 % par la Sécurité sociale : les nouvelles mesures*, CNAMTS, conférence de presse du 13 avril 1987 ; Taboulet, F., & Juillard-Condat, B. (2018, janvier). *Médicaments remboursables avec ou sans ticket modérateur : Quels fondements ?* Revue Générale de Droit médical, n° 26, 2018, p. 283-304.

[2] Taboulet, F., & Juillard-Condat, B. (2022) *L'extension du remboursement en dehors du pathologique : vers plus d'équité et d'efficience ? Op. cit.*

[3] *Médecins et patients dans le monde des data.* (2019, avril 11). Conseil National de l'Ordre des Médecins. https://www.conseil-national.medecin.fr/publications/communiques-presse/medecins-patients-monde-data.

une prise en charge nationale[1]. Cette prise en charge accompagne l'extension de la notion de santé et questionne l'objectif initial de la Sécurité Sociale, à savoir rendre équitable l'accès aux soins pour tous, quelles que soient les conditions géographiques, culturelles et financières. Cette extension du remboursement interroge ainsi l'optimisation de la répartition des ressources rares de la solidarité nationale. La sécurité sociale doit-elle permettre le remboursement de produits à visée non thérapeutique, au détriment de certains autres produits ayant une valeur thérapeutique supérieure ?

La première condition au remboursement est l'obtention d'une Autorisation de Mise sur le Marché qui prévoit l'administration du médicament pour certaines indications seulement. Le statut de produits remboursables d'un médicament peut garantir son lien avec une pathologie et *a contrario*, les produits qui ne sont pas remboursables semblent dénués de lien avec la pathologie. En réalité, ce n'est pas toujours le cas, au contraire, il semble y avoir des paradoxes dans les décisions prises par la CT qui accorde un remboursement à des produits qui n'appartiennent pas au domaine de la thérapeutique à proprement parler.

[1] Pour rappel, les critères évalués pour l'évaluation du SMR sont : l'efficacité et les effets indésirables ; la place du médicament dans la stratégie thérapeutique et l'existence ou non d'alternatives thérapeutiques ; la gravité de l'affection ; le caractère préventif, curatif, ou symptomatique du traitement ; et l'intérêt pour la santé publique.

Chapitre 2 : L'approbation d'un nouveau binôme *médicament/apparence*, une offre validée et encadrée par les autorités sanitaires

Ainsi, l'élargissement du binôme *médicament/maladie* ouvre la porte à l'apparition de plusieurs autres binômes, avec la quête perpétuelle de garantir la sécurité sanitaire. Parmi ces binômes, celui *médicament/apparence* semble être rendu crédible grâce à des indications ambivalentes sur le statut thérapeutique de certains médicaments (Section 1). Plusieurs exemples permettent d'illustrer, en pratique, le mouvement qui s'effectue au sein des laboratoires pharmaceutiques et des autorités sanitaires, vers une offre destinée à modifier l'apparence corporelle (Section 2).

Section 1 : Des indications ambivalentes sur le statut thérapeutique des médicaments

Entre une visée médicale et non médicale, certaines indications revêtent une ambivalence et certains produits poussent les frontières du pathologique à travers le « *disease mongering* » (§1). Ces produits questionnent le caractère normal et pathologique à l'origine de la prise médicamenteuse (§2).

§1. Extension des frontières du pathologique à travers le « disease mongering »

Selon certains auteurs, « les collaborateurs des entreprises pharmaceutiques et les médecins médicalisent notre vie »[1]. Illich critique la médicalisation dès lors qu'elle s'accompagne d'une « mission de supprimer la douleur, d'éliminer les maladies et de lutter contre la mort »[2]. Il se

[1] Blech, J., (2018). L'inventeur de maladie. *Psychotherapie-Wissenschaft*, *1*, Art. 1. https://doi.org/10.30820/8242.04.

[2] Illich, I., (1974) L'expropriation de la santé. Illich fait référence, à travers ces trois expressions, à Richard Toellner – « Die Umbewertung des Schmerzes im 16 Jh in Ihrem Vorraussetzungen und Folgen », à Michel Foucault – Naissance

positionne à l'encontre de la médicalisation de la douleur notamment, soutenant que sa gestion permet à l'être humain d'échapper à la souffrance qui fait partie intégrante de la condition humaine.

Les « processus normaux de la vie »[1], « les problèmes personnels et sociaux »[2], et les risques[3] sont alors « vendus comme un problème médical »[4]. Par ailleurs, « des symptômes rares sont vendus comme des épidémies qui se propagent »[5], et des « symptômes légers sont vendus comme des précurseurs de graves pathologies »[6]. En ce sens, il existe un terme controversé car chargé de valeur : le *disease mongering*. Il s'agit de « l'idée [...] selon laquelle les frontières de la maladie peuvent être manipulées pour créer ou étendre les marchés des produits ou des procédures médicales »[7], sans pour autant « inventer de nouvelles fausses maladies »[8]. Ce concept fait référence aux états physiques ou psychologiques que l'industrie pharmaceutique pathologise, à travers le marketing, afin de pouvoir commercialiser des produits. Ce phénomène

---

de la clinique : une archéologie du regard médical, et à Richard Shryock – The history of Quantification of Medicine.

[1] Blech, J., (2018). L'inventeur de maladie. *Op. cit.* : certains symptômes de la ménopause trouvent des réponses à travers des médicaments.

[2] *Ibid.* : certains comportements « jusqu'à présent [...] considérés comme normaux » sont ajoutés au DSM.

[3] *Ibid.* : par la réduction des seuils des valeurs physiologiques considérées comme reflétant un état pathologique.

[4] *Ibid.*

[5] *Ibid.* : c'est le cas de la « dysfonction érectile » et du « syndrome du déplaisir féminin ».

[6] *Ibid.* : « douleurs, diarrhée et ballonnements » considérés comme signes avant-coureurs du syndrome du côlon irritable.

[7] Doran, E., & Henry, D. (2008). Disease mongering : Expanding the boundaries of treatable disease. *Internal Medicine Journal*, *38*(11), 858-861. https://doi.org/10.1111/j.1445-5994.2008.01814.x.

[8] Kaczmarek, E. (2022). Promoting diseases to promote drugs : The role of the pharmaceutical industry in fostering good and bad medicalization. *British Journal of Clinical Pharmacology*, *88*(1), 34-39. https://doi.org/10.1111/bcp.14835.

débute à travers la publicité que l'industrie déploie auprès des professionnels, par le biais d'une « sensibilisation aux maladies »[1] d'une part, et « la consommation croissante de produits de santé »[2] d'autre part. L'idée rationnellement admise est de participer à la protection de la santé publique par la mise à disposition d'informations qui aident à comprendre davantage les mécanismes à l'œuvre au sein des pathologies. Parmi les maladies faisant l'objet de sensibilisation, sont souvent cités : le tabagisme, « les formes légères de dépression, l'anxiété sociale, [...] le trouble déficitaire de l'attention, [...] les jambes sans repos, [...] »[3] et « la ménopause de l'homme »[4]. Ces états trouvent actuellement des traitements – surtout aux États-Unis – qui sont sous tutelle des autorités sanitaires. Ces campagnes participent à « l'élargissement des frontières de la maladie »[5]. Il semble ainsi que ce *disease mongering* redéfinisse les contours des maladies en les élargissant de plus en plus, si bien que certains états de santé se retrouvent classés parmi les maladies alors qu'ils n'étaient pas considérés jusque-là comme pathologiques.

Ainsi, des états physiques questionnent la limite entre des états considérés comme normaux, et qui ne nécessitent pas de prise médicamenteuse, et des états pathologiques qui la justifieraient. Seuls la gravité ou le vécu permettent d'identifier si l'état en question relève d'une pathologie. Existe-t-il donc un seuil entre un état normal et un état pathologique ? Comment distinguer ces deux états ? Dans

---

[1] Doran, E., & Henry, D. (2008). Disease mongering : Expanding the boundaries of treatable disease. *Op. cit.*

[2] Kaczmarek, E. (2022). Promoting diseases to promote drugs : The role of the pharmaceutical industry in fostering good and bad medicalization. *Op. cit.*

[3] Doran, E., & Henry, D. (2008). Disease mongering : Expanding the boundaries of treatable disease. *Op. cit.*

[4] Blech, J. (2018). L'inventeur de maladie. *Op. cit.*

[5] Doran, E., & Henry, D. (2008). Disease mongering: Expanding the boundaries of treatable disease. *Op. cit.*

la pratique, comment faire pour décider du seuil nécessitant un traitement ?

§2. Une distinction complexe entre normal et pathologique

La santé ne constitue pas une notion juridique à part entière, elle trouve une assise juridique à travers le droit de la santé. La définition de la notion de santé est, encore aujourd'hui, le centre de nombreux débats médicaux, éthiques et philosophiques. Son appréhension évolue au fil des siècles et en fonction des cultures : alors qu'elle est longtemps perçue de manière négative, la santé recouvre des définitions qui se transforment selon les avancées médicales et techniques, l'évolution des mentalités, ainsi que les « contextes politiques et sociaux »[1]. En conséquence, au fur et à mesure des années, les facteurs de risque augmentant – avec l'avènement de l'industrialisation notamment –, les découvertes et l'accroissement des connaissances liées à la santé et tout ce qui peut lui faire défaut, permettent d'affiner progressivement sa définition. La perception négative se construit par opposition aux états « d'incommodités [ou] d'indisposition »[2] et traverse les siècles depuis le XVIIe environ ; comme l'illustre la citation de 1936 de René Leriche « la santé c'est la vie dans le silence des organes »[3]. C'est à partir du XVIIIe siècle que la perception négative laisse peu à peu place à une vision positive de la santé. L'historien français Vigarello évoque, à propos de la conception positive de la santé, une « prise de conscience progressive du sujet en tant que sujet [qui] se demande comment acquérir du bien-être, comment

[1]Vigarello, G. (1996). *La santé : D'une définition négative à une définition positive*. Revue PRÉVENIR, n°30, 1er semestre 1996, 55-59.
[2] *Ibid.*
[3] R. Leriche (1936).

accroître ses potentialités »[1]. La perception positive de la santé repose sur l'idée d'une amélioration de la santé ; cette conception établit une promesse d'atteindre tous les possibles, ou plutôt tous les impossibles – peut-être l'immortalité ? Dans ce sens, la définition donnée par l'OMS depuis 1946 comprend une vision très large de la santé :

> « La santé est un état complet de bien-être physique, mental et social et ne consiste pas seulement en une absence de maladie et d'infirmité »[2].

La définition de l'OMS prévoit que « tous les besoins fondamentaux de la personne soient satisfaits »[3], ce qui implique qu'un état peut être rapidement considéré comme pathologique à partir du moment où l'une des composantes est bousculée. Une distinction plus récente, datant des années deux mille, a été réalisée entre les divers termes « disease », « illness » et « sickness » pour définir la maladie. La maladie *disease* désigne un « ensemble d'anomalies objectives des structures, des fonctions des organes et des systèmes de l'organisme »[4]. La maladie *illness* « désigne ce que ressent subjectivement le malade »[5]. Enfin, la maladie *sickness* constitue « le mode de manifestation extérieur et public d'un problème de santé »[6].

---

[1] Vigarello, G., (1996). *La santé : D'une définition négative à une définition positive. Op. cit.*
[2] *Constitution de l'OMS.* (1946, juillet). https://www.who.int/fr/about/governance/constitution.
Convention relative à l'élaboration d'une Pharmacopée européenne—Conseil de l'Europe.
[3] *HAS - Hormone de croissance chez l'enfant non déficitaire, Évaluation du service rendu à la collectivité, Évaluation des technologies de santé.* (2011).
[4] Cordier, J.-F., (2014). *Disease, illness, sickness : 3 sens pour "maladie" ?* https://www.edimark.fr/revues/la-lettre-du-pneumologue/6-decembre-2014-copy/disease-illness-sickness-3-sens-pour-maladie.
[5] *Ibid.*
[6] *Ibid.*

L'opposé de la santé, la maladie, ne possède pas de définition dans le Code de Santé Publique. Malgré tout, les tribunaux ont dû trancher sur le caractère pathologique ou non de certains états comme l'acné[1] ou la calvitie[2]. Certains auteurs distinguent la dimension positive de la maladie en tant que « mécanisme pathologique »[3], de la dimension normative, à savoir « un mal, […] un problème »[4]. La première dimension renvoie aux mécanismes physiologiques, moléculaires ou cellulaires, responsables d'un ou plusieurs dysfonctionnements chez un individu. Chaque maladie fait ainsi l'objet d'une classification en fonction des mécanismes qui sont à l'œuvre. Cette approche de la pathologie pourrait répondre à la théorie analytique selon laquelle la « pathologie est vue comme un état dans lequel le fonctionnement organique ou mental est perturbé »[5].

Une vision de la pathologie comme un rapport à la norme distingue deux types de courants. Le courant naturaliste se place du côté de la science et entend la maladie au travers d'un « dysfonctionnement biologique »[6] – *disease* . C'est le cas de l'approche mathématique et statistique de la norme, que Baxter ou encore Boorse développent. Baxter conçoit la maladie comme un rapport à une moyenne, tandis que Boorse la conçoit comme une anormalité vis-à-vis des

[1] « L'acné, les taches de rousseur, la couperose et la cellulite ont été considérées par des juridictions françaises comme des maladies ». De Grove-Valdeyron, N., (2021, avril). Distinction médicaments / cosmétiques.

[2] Cour de Justice des Communautés européennes ; 16 avril 1991 n°C-112/89 ; cette décision exclut la calvitie des maladies.

[3] Bonetti, E., (2007). L'impuissance et son traitement. *Annales. Histoire, Sciences Sociales*, *62*(2), 327-351.

[4] *Ibid.*

[5] *HAS - Hormone de croissance chez l'enfant non déficitaire, Évaluation du service rendu à la collectivité, Évaluation des technologies de santé*. (2011).

[6] Giroux, É., (2020). Le risque de maladie : Normal ou pathologique ? In A. Guay & S. Ruphy (Éds.), *Science, philosophie, société : 4e congrès de la Société de Philosophie des Sciences* (p. 103-116). Presses universitaires de Franche-Comté. https://doi.org/10.4000/books.pufc.13617.

statistiques[1], ce qui revient sensiblement à la même idée. Au sein de la population, un grand nombre de variables suit une distribution normale, selon une courbe de Gauss. La moyenne μ correspond, dans une telle distribution, à la valeur qui présente le plus d'occurrences. Selon Baxter, « la convention veut que la plage normale comprenne les valeurs se situant dans les deux écarts-types[2] de part et d'autre de la moyenne »[3]. Cette considération admet qu'environ 95% des individus présentent des valeurs normales pour une variable donnée, qui ne sont pas pathologiques ; en contrepartie, environ 5% de la population est considérée comme présentant des valeurs anormales. Cette théorie présente cependant plusieurs limites. D'abord, elle ne s'applique qu'aux paramètres quantifiables, comme le taux de cholestérol, la taille, le poids, etc. Ensuite, il est difficile de déterminer la frontière entre l'état normal et l'état pathologique. Enfin, parfois « les deux extrémités d'une distribution unimodale sont pathologiques […] et parfois une seulement »[4]. Boorse reconnaît dans ces modèles statistiques la « part d'arbitraire dans la détermination du seuil exact »[5]. Dans cette théorie, c'est la science, à travers les données quantitatives et statistiques, qui vient dire si le patient est malade ou s'il ne l'est pas. Seules les données statistiques et scientifiques sont les critères qui déterminent ce qui relève d'un état pathologique ou d'un état normal.

---

[1] À l'origine de la Théorie Bio-Statistique ; Boorse, cité par Elodie Giroux, *La théorie biostatistique de Christopher Boorse, Après Canguilhem, Définir la santé et la maladie, 2010 ; 61-109.*

[2] Mesure qui reflète la dispersion des valeurs autour de la moyenne.

[3] Traduction libre, Baxter, P. (2006). Normality and abnormality. *Developmental Medicine and Child Neurology*, *48*(11), 867-867. https://doi.org/10.1017/S0012162206001885.

[4] Giroux, É., (2010) *La théorie biostatistique de Christopher Boorse, Après Canguilhem, Définir la santé et la maladie ;61-109.*

[5] Giroux, É. (2020). Le risque de maladie : Normal ou pathologique ? *Op. cit.*

La deuxième approche se concentre sur l'individu et sur son vécu, comme le prévoit le normativisme. Canguilhem accorde une place importante au vécu du sujet à travers un certain normativisme – *illness*. Dans un contexte où la science est prise pour vérité, où la santé est considérée comme la norme et la maladie comme l'anormalité, Canguilhem remet en question le discours de la vérité de l'institution scientifique. Il redonne sa place au vécu du patient dans l'appréhension de la pathologie. À la suite de Leriche et de l'OMS, Canguilhem s'attèle à définir ce qu'est la santé, et aussi la maladie. Il appréhende ces notions à travers la norme : pour lui, être malade est une norme. Il énonce, par ailleurs, le postulat que la santé « n'est pas un concept scientifique »[1]. Enclin à un certain vitalisme, il ne perçoit pas la santé comme un ensemble de processus mécaniques, mais comme un concept dynamique porté par des allers-retours entre des états de maladie et de santé. Un individu sain serait une personne capable de plusieurs normes. Cet état variable constitue, d'après lui, une spécificité du vivant. Il affirme qu'« il n'y a pas de machine monstre »[2] : les machines qui ne fonctionnent pas, à la différence des êtres vivants, sont des machines qui sont défectueuses, les êtres vivants, eux sont malades. Canguilhem évoque la santé « comme vérité du corps »[3] et fait référence au « corps propre » de Merleau-Ponty qui renvoie à l'expérience humaine, personnelle, individuelle, faite de son corps, en opposition au corps physique et matériel : le patient est un élément clef qui vient apporter une vérité, celle de son corps et de sa maladie. C'est l'idée que le vécu issu du corps pourrait constituer une vérité au sens d'une objectivité. Cependant, tout n'est pas explicable

---

[1] Canguilhem, G., (1988). *La santé, concept vulgaire et question philosophique*, in *Écrits sur la médecine*, Paris, Éditions du Seuil, 2002, 68.

[2] Canguilhem, G., (1952). *La connaissance de la vie—Machine et organisme.*

[3] Canguilhem, G., (1988). *La santé, concept vulgaire et question philosophique. Op. cit.*

par cette approche : dans la relation patient/soignant, le pôle considéré comme objectif se place du côté du soignant, en tant qu'il est le représentant de la science. Il reproche notamment à Descartes de n'accorder « aucune originalité ontologique »[1], et de considérer ainsi le vivant à travers le seul prisme de la physique.

Si nous suivons cette thèse, devrions-nous alors nous fier au vécu subjectif de chaque personne pour identifier si son état relève d'une pathologie ? À partir du vécu propre de chacun nous pourrions alors déterminer si l'état justifie la prise de médicaments qui ont pour but de modifier l'apparence corporelle, voire de l'améliorer. Canguilhem complète son propos en disant que la subjectivité du patient doit admettre « la présence, en lisière et comme garde-fou, [...] de la vérité au sens logique, c'est-à-dire de la science »[2]. En d'autres termes, la science doit constituer une limite du propre corps de chacun, afin d'éviter toute interprétation exagérée d'un vécu. C'est le cas pour une maladie silencieuse où le vécu du patient ne peut être retenu comme vérité ; c'est le rôle de la science d'en délimiter les contours. Canguilhem fait le pari que la science constitue l'assise de « l'objectivité du savoir médical [et qu']il est impossible d'annuler dans [cette] objectivité [...] la subjectivité de l'expérience vécue du malade »[3]. Cela ne signifie pas que la médecine, qui s'appuie sur la science, est un mensonge mais que l'expérience du patient doit venir pondérer la vision scientifique portée sur la maladie. Ces notions d'objectivité et de subjectivité renvoient aux distinctions entre faits et valeurs, ainsi qu'entre naturalisme et normativisme. Les faits constituent des éléments

---

[1] Canguilhem, G., (1947). *Note sur la situation faite en France à la philosophie biologique*.

[2] Canguilhem, G., (1988). *La santé, concept vulgaire et question philosophique. Op. cit.*

[3] Canguilhem, G., (1978) « Puissance et limites de la rationalité en médecine », 1978, in *Études d'histoire et de philosophie des sciences*, Vrin, 1994, 409.

objectifs, liés à une réalité effective, tandis que les valeurs se rapportent au sujet et à son vécu, à ses motivations et acceptent une certaine subjectivité. Quand la science prétend dire ce qui est normal ou pas, elle vient brouiller la distinction entre faits et valeurs, plus simplement, entre ce qui est objectif et ce qui est subjectif. De la même manière, le naturalisme, à l'aide de principes naturels, se place du côté de la science, et accorde une vision descriptive à la connaissance médicale. Quant au normativisme, il se place du côté du vécu, et considère que la connaissance médicale est fondée sur des valeurs subjectives et culturelles, relatives à une norme. La normativité vitale permet d'aborder la normativité interne du patient, c'est-à-dire la manière dont il devient maître de sa narration. Elle permet d'analyser et de se positionner dans le rapport entre la science et la subjectivité. Dans la relation patient/médecin, le médecin ne soigne pas des maladies, mais bien des malades : êtres vivants singuliers, subjectifs et dont le vécu de la maladie diffère selon chacun.

Canguilhem admet donc l'importance de l'apport de la science comme un moyen de contenir une subjectivité qui pourrait être considérée comme une vérité au sens objectif. Cette subjectivité ne peut faire office de norme ; par définition, elle est fonction de chaque individu. Par ailleurs, il souligne la nécessité d'appréhender le malade dans sa globalité, ce qui fait entrer la dimension sociale dans le rapport à la pathologie – *sickness* – et il admet qu'il est impossible d'oublier ce qu'il expérimente dans la maladie, c'est-à-dire qu'il est impossible de le réduire à un discours de la science.

Canguilhem met en exergue la difficulté de qualification d'un état normal et d'un état pathologique. La distinction n'est pas aisée. Comme la distinction d'un état normal ou pathologique ne repose pas uniquement sur les critères objectifs de la science, ni sur le vécu subjectif du patient, il s'agirait alors de faire une analyse plus globale où se mêleraient science et vécu. Cette approche nécessite que les professionnels de santé soient à l'écoute des patients tout en gardant une certaine distance à la fois vis-à-vis du discours subjectif du patient, mais aussi vis-à-vis du discours de la science.

La porosité de la frontière entre un état normal et un état pathologique est exacerbée pour les médicaments à visée esthétique ou de modification de l'apparence. En effet, si certains états ne semblent pas constituer une pathologie sur le plan organique – petite taille, surpoids, boutons d'acné sur le visage, calvitie, etc. – ils peuvent être qualifiés de pathologiques à certains degrés et/ou à travers le vécu du patient qui considère être atteint d'une pathologie. Afin d'illustrer notre propos, nous prendrons deux exemples de ces états dont le statut est ambivalent et varie selon les symptômes et l'expérience qu'en a la personne.

Section 2 : De la théorie à la pratique, l'équivocité de certaines indications

Afin d'identifier les médicaments dont les indications prévues par les AMM vont au-delà d'une visée strictement thérapeutique, nous nous sommes aidés de la classification ATC (Anatomical Therapeutic Chemical)[1]. De cette analyse systématique, nous avons identifié des binômes (spécialité/indications) qui nous ont paru ne pas complètement concerner une maladie et nous avons sélectionné ceux qui peuvent correspondre à une quête d'idéaux corporels.

Nous faisons volontairement le choix de ne traiter que deux exemples, ceux des médicaments utilisés pour la perte

[1] Classification réalisée par l'OMS en 1976, elle classe toutes les molécules en cinq niveaux, notamment en fonction des organes et systèmes sur lesquels agissent les médicaments. *Anatomical Therapeutic Chemical (ATC) Classification*. Disponible à l'adresse https://www.who.int/tools/atc-ddd-toolkit/atc-classification.

de poids (*§1*) puis de l'hormone de croissance (*§2*). Ces médicaments s'inscrivent dans des mécanismes de modification de l'apparence du corps. Ils se distinguent de ceux utilisés à des fins orientées davantage vers l'esthétique, comme les anti-acnéiques[1] ou les produits antichute de cheveux (contre la calvitie)[2]. Tous ces médicaments questionnent la qualification de la maladie, l'existence d'un seuil au-dessus ou en-deçà duquel un état est considéré comme pathologique. Notre réflexion à propos des médicaments proposés dans le cadre d'une modification de l'apparence peut donc être transposée aux molécules à visée esthétique.

§1. Des médicaments pour la perte de poids : liraglutide, orlistat

Le poids d'un individu – ou plutôt sa masse corporelle – correspond à la « somme des poids des divers éléments de l'organisme : masse grasse[3], [et] masse maigre[4] »[5]. Plusieurs indicateurs existent pour évaluer le statut pondéral d'un individu. Parmi les plus utilisés, il existe la répartition corporelle de la graisse préférentiellement au niveau de l'abdomen[6], qui illustre le « risque de complication cardio-métabolique »[7]. Plus utilisé encore, l'indice de masse corporelle (ci-après « IMC »)[8] permet de déterminer différents niveaux de statut pondéral. Ces

---

[1] Quelques boutons d'acné sur le visage ne constituent pas une pathologie, mais une acné fulminans si.

[2] Force est de constater qu'un crâne chauve ne constitue pas une maladie en soi, cependant, il peut être vécu comme tel.

[3] Tissu adipeux.

[4] Organes, peau, tissus musculaires, squelette, eau, etc.

[5] Larousse, *poids corporel — LAROUSSE*. https://www.larousse.fr/encyclopedie/medical/poids_corporel/3437.

[6] Seuil fixé à 80-88 cm pour les femmes et à 94-102 cm pour les hommes pour les populations caucasiennes.

[7] Avignon, A., (2013). *Regard sur le surpoids et l'obésité, a critical look about obesity*. La lettre du rhumatologue, n°*397*, 12-20.

[8] IMC = Poids, en kg / (Taille, en cm)^2.

différents niveaux et seuils ont été établis à partir de données statistiques et épidémiologiques pour déterminer des paliers de risque. Le poids d'un individu constitue un des indicateurs de l'état de santé d'un individu[1]. Cinq niveaux sont ainsi établis[2]. À l'échelle mondiale, « près de 50% [des individus] présentent une surcharge pondérale »[3]. Une étude menée par Santé Publique France[4] montre qu'entre 2006 et 2015 la prévalence du surpoids est de 17% chez les adultes, quel que soit le genre, ainsi que chez les enfants de 6 à 17 ans[5].

Le poids est une préoccupation qui remonte à l'Antiquité. Très tôt, de nombreux médecins – comme Galien, Caelius et même Hippocrate – mais également des gastronomes et philosophes préconisent des remèdes spécifiques pour lutter contre l'obésité. La complexité des processus intervenant dans l'obésité justifie l'intérêt d'un grand nombre de disciplines pour la recherche de possibles traitements et prises en charge – « la chirurgie, la pharmacie, la psychiatrie, [...] la psychologie, [...] la psychanalyse »[6].

Dans le domaine de la pharmacie, plusieurs molécules sont développées pour la perte de poids ; leur efficacité s'est révélée mauvaise et les effets secondaires importants, voire graves, menant à l'arrêt de commercialisation de certaines d'entre elles. C'est le cas de la sibutramine, un inhibiteur de

---

[1] Nous nous intéressons ici à l'obésité, cependant, il est établi que la maigreur est aussi associée à des problèmes de santé, notamment les Troubles du Comportement Alimentaire (TCA) « comme l'anorexie mentale et la boulimie » (Gilmore, J. 1999).

[2] *Cf. Figure 4, Annexe 4.*

[3] Avignon, A. (2013). *Regard sur le surpoids et l'obésité, a critical look about obesity. Op. cit.*

[4] SPF, *Etude de santé sur l'environnement, la biosurveillance, l'activité physique et la nutrition (Esteban), 2014-2016. Volet Nutrition. Chapitre Corpulence.*

[5] Celle de la maigreur est de 13% dans toute la population.

[6] Poulain, J.-P. (2009). Éléments pour une histoire de la médicalisation de l'obésité. *Obésité*, *4*(1), 7-16. https://doi.org/10.1007/s11690-009-0178-0.

la recapture de la sérotonine et de la noradrénaline, qui augmente « le sentiment de satiété chez les patients après un repas, ce qui les aide à réduire leur consommation d'aliments »[1]. La commercialisation de cette molécule est interrompue en 2010, une dizaine d'années après sa commercialisation initiale, à la suite des recommandations de l'EMA et de la Food and Drug Administration (FDA) américaine qui révèlent, toutes deux, un risque augmenté d'évènements cardiovasculaires. C'est aussi le cas du Médiator® (benfluorex)[2], médicament hypolipidémiant commercialisé en 1974 en France pour lutter contre l'athérosclérose[3]. L'AMM de ce médicament est étendue en 1987 comme traitement « adjuvant au régime en cas d'hypertriglycéridémie »[4] et en 1990 comme traitement « adjuvant au régime adapté pour diabétiques en surcharge pondérale »[5]. À partir des années deux mille, des centaines de plaintes sont déposées, corrélant la prise de Médiator® à l'apparition de valvulopathies cardiaques et d'Hypertension Artérielle Pulmonaire (HTAP). En 33 ans de commercialisation, le médicament a été prescrit à près de 5 millions de patients, et aurait causé entre 1500 et 2100 morts[6].

---

[1] European medicines agency. (2010). *Questions et réponses sur la suspension des médicaments contenant de la sibutramine Résultat d'une procédure menée au titre de l'Article 107 de la directive 2001/83/CE.* Disponible sur https://www.ema.europa.eu/en/documents/referral/questions-answers-suspension-medicines-containing-sibutramine_fr.pdf.

[2] *Cf. Introduction.*

[3] Nau, J.-Y. (2011). Quelles étaient les indications du Mediator en 1979 ? *Rev Med Suisse*, *281*(5), 374b-375b. ; plaque de lipides située sur la paroi des artères.

[4] F. Montastruc, (2022) Système Européen de Pharmacovigilance, cours DU DESAPS 2021-2022.

[5] *Ibid.*

[6] *Affaire du Mediator : ce qu'il faut savoir avant le jugement attendu lundi*, Le Monde, 29 mars 2021.

En 2023, deux molécules ont des AMM et une molécule possède une Autorisation d'Accès Précoce[1] (ci-après « AAP ») dans le traitement adjuvant de l'obésité ou du surpoids[2] associé à des facteurs de risque, c'est-à-dire en complément d'un régime alimentaire et d'une activité physique adaptée. Les molécules analogues au GLP-1[3] (Glucagon-Like Peptide 1), ont montré leur efficacité dans la perte de poids chez les personnes obèses. Le GLP-1 est une hormone qui intervient dans la régulation de la glycémie, de l'appétit et de la prise alimentaire à travers son interaction avec son récepteur spécifique – le GLP-1R – au niveau du pancréas et du cerveau[4]. Les analogues moléculaires permettent d'accentuer son effet sur toutes ces cibles : réduction de la glycémie, augmentation de la sensation de satiété, et diminution des « principaux signaux de la faim »[5]. Parmi les molécules de cette classe thérapeutique, le Saxenda® (liraglutide) a une AMM pour traiter les personnes ayant un IMC supérieur ou égal à 30 kg/m^2 ou les personnes ayant un IMC compris entre 27 et 30 kg/m^2 et présentant un facteur de comorbidité supplémentaire, comme l'hypertension artérielle, des dyslipidémies, le diabète de type 2, etc.[6]

---

[1] « Dispositif qui permet à des patients en impasse thérapeutique de bénéficier, à titre exceptionnel et temporaire, de certains médicaments non autorisés dans une indication thérapeutique précise » : *Accès précoce à un médicament*. 20 mai 2022, HAS.

[2] $25\ kg/m^2 \leq IMC < 30\ kg/m^2$.

[3] Hormone intestinale, faisant partie des hormones de satiété.

[4] *Fiche info—OZEMPIC 0,25 mg, solution injectable en stylo prérempli—Base de données publique des médicaments*. (2018). à l'adresse https://base-donnees-publique.medicaments.gouv.fr/extrait.php?specid=65766192 ; *Fiche info—SAXENDA 6 mg/ml, solution injectable en stylo prérempli—Base de données publique des médicaments*. (2015). à l'adresse https://base-donnees-publique.medicaments.gouv.fr/extrait.php?specid=61756418.

[5] *Fiche info—SAXENDA 6 mg/ml, solution injectable en stylo prérempli—Base de données publique des médicaments*. (2015).*Op. cit.*

[6] Tissen, J. (2016). *Le liraglutide 3 mg (Saxenda®) : Un nouveau médicament de l'obésité*. Louvain Med 2016;135(6): 359-363.

La molécule qui fait l'objet d'une AAP post-AMM appartient à cette classe thérapeutique, elle est renouvelée en juillet 2023 suite à une décision de la HAS : il s'agit du Wegovy® (sémaglutide). Une autorisation d'accès précoce permet à « une personne qui a une maladie grave, rare ou invalidante [de recevoir] rapidement un médicament [qui n'est pas encore commercialisé] lorsqu'il n'existe pas d'autre traitement approprié [...] et que son état de santé ne permet pas d'attendre »[1]. Cette définition implique que l'obésité, traitée par le Wegovy, est considérée comme une pathologie ; nous questionnerons par la suite la valeur pathologique de l'obésité. Une AAP post-AMM signifie que le médicament a déjà obtenu une autorisation de mise sur le marché, mais que les étapes de la mise sur le marché ne sont pas finalisées. L'AAP du Wegovy fait suite à une Autorisation Temporaire d'Utilisation (ATU) de cohorte obtenue en juin 2021 dont l'objectif est « le recueil d'informations relatives aux caractéristiques des patients traités, à l'utilisation et à la pharmacovigilance du médicament »[2]. Dans le cadre de l'AAP, le Wegovy® est remboursable à 100% « chez des patients adultes ayant un Indice de Masse Corporelle (IMC) initial $\geq$ 40 kg/m^2 (obésité de classe III ou obésité morbide) en présence d'au moins un facteur de comorbidité liée au poids »[3]. Dans un communiqué, le laboratoire producteur décide en

[1] Haute Autorité de Santé . Médicament en accès précoce : ce qu'il faut savoir. Disponible sur: https://www.has-sante.fr/jcms/p_3274374/fr/medicament-en-acces-precoce-ce-qu-il-faut-savoir.

[2] ANSM, Résumé du rapport de synthèse pédiodique N°1, Autorisation Temporaire d'Utilisation de Cohorte, Wegovy (sémaglutide), solution injectable en stylo prérempli. Disponible sur https://ansm.sante.fr/tableau-acces-derogatoire/wegovy-solution-injectable-en-stylo-prerempli.

[3] Haute Autorité de Santé. Décision n°2023.0266/DC/SEM du 13 juillet 2023 du collège de la Haute Autorité de santé portant renouvellement de l'autorisation d'accès précoce de la spécialité WEGOVY (2023). Disponible sur: https://www.has-sante.fr/upload/docs/application/pdf/2023-07/wegovy_renouvap_decision_et_avisct_ap224.pdf.

septembre 2023 de mettre fin à l'AAP du Wegovy, les raisons ne sont pas précisées. Depuis lors, afin d'assurer une continuité des soins, les patients prenant du Wegovy dans le cadre de l'accès précoce « [peuvent] continuer à obtenir le Wegovy® pendant un an dans les mêmes conditions que celles de l'AP [et] la prise en charge [...] par la Sécurité Sociale est assurée pendant trois mois, soit jusqu'au 20 janvier 2024 » [1]. Par ailleurs, le laboratoire décide de délivrer « à titre gracieux [le Wegovy] jusqu'au 20 octobre 2024 », « en l'absence d'agrément aux collectivités publiques »[2]. Le choix de l'arrêt de l'AAP et de la délivrance gratuite pour le patient pose question sur la stratégie du laboratoire, car ces décisions semblent contradictoires sur le plan économique, même si la continuité des soins est assurée.

Le deuxième médicament possédant une AMM pour la perte de poids est un inhibiteur puissant et spécifique des lipases gastro-intestinales[3], il s'agit du Xenical® (orlistat)[4]. Une fois dans l'estomac et dans l'intestin grêle, il se lie de manière covalente[5] à ces enzymes, qui ne sont plus capables d'hydrolyser les triglycérides[6], c'est-à-dire de les couper en unités absorbables. Les triglycérides sont alors éliminés tels quels dans les selles. Cette élimination participe ainsi à une diminution de l'apport en graisse dans l'organisme et

[1] Novo Nordisk, Courrier à propos du Wegovy – Poursuite des traitements initiés dans le cadre de l'accès précoce, qui a pris fin en septembre 2023, et bon usage du sémaglutide, 29 février 2024, disponible sur https://ansm.sante.fr/tableau-acces-derogatoire/wegovy-solution-injectable-en-stylo-prerempli.

[2] *Ibid.*

[3] Enzymes produites par le pancréas, impliquées dans la digestion.

[4] *Fiche info—ORLISTAT EG 120 mg, gélule—Base de données publique des médicaments.* (2012). à l'adresse https://base-donnees-publique.medicaments.gouv.fr/extrait.php?specid=65734134.

[5] Liaison moléculaire forte : il faut beaucoup d'énergie pour la rompre.

[6] Molécules constituées de trois molécules d'acide gras, constituant les lipides.

conduit de fait à une perte de poids. Mais, peut-on considérer l'obésité comme une pathologie ?

Le caractère pathologique de l'obésité fait l'objet de nombreux débats qui s'inscrivent dans un historique où l'obésité n'était pas considérée comme une maladie mais comme un facteur de risque au développement d'autres pathologies[1]. En revanche, les recherches plus récentes identifient et prônent l'idée que l'obésité est une maladie[2].

Les années soixante marquent le début de la reconnaissance de l'obésité[3] comme un problème médical par des chercheurs et des scientifiques américains. En 1990, l'obésité « entre dans la nosographie officielle »[4] de l'International Classification of Disease, tandis que l'OMS s'empare de la question seulement à partir de la fin des années quatre-vingt-dix et ne considère pas l'obésité comme une maladie, mais davantage comme un mode de vie. Elle la définit « comme une accumulation anormale ou excessive de graisse corporelle qui peut nuire à la santé »[5]. De fait, l'obésité est souvent associée à des problèmes de santé. Des corrélations sont ainsi établies entre obésité et « maladie[s] cardiaque[s], le diabète de type II, et [des] accident[s] cérébrovasculaire[s] »[6]. L'OMS corrèle d'ailleurs des IMC très faibles ou très élevés à des taux de mortalité supérieurs, suivant une courbe en « U »[7]. Des

---

[1] Poulain, J.-P. (2009). Éléments pour une histoire de la médicalisation de l'obésité. *Op. cit.*

[2] *RCP calls for obesity to be recognised as a disease*. (2019, janvier 3). RCP London.

[3] IMC $\geq$ 30 kg/m^2.

[4] Poulain, J.-P. (2009). Éléments pour une histoire de la médicalisation de l'obésité. *Op. cit.*

[5] *Obésité et surpoids*. (2020). OMS.

[6] Gilmore, J. (1999). *L'indice de masse corporelle et la santé*. Activité physique 31 Rapports sur la santé, été 1999, vol. 11, no 1. 33-47.

[7] *Cf*. *Figure 5, Annexe 5* ; Lang, P.-O. (2013). Le paradoxe de l'obésité : L'IMC est-il vraiment une mesure adéquate du risque métabolique ? *NPG Neurologie - Psychiatrie - Gériatrie*, *13*(76), 181-184. https://doi.org/10.1016/j.npg.2013.03.007.

études contredisent cette corrélation entre des IMC extrêmes et un taux de mortalité élevé et montrent qu'il n'y a pas de lien entre l'IMC et la mortalité, mais que cette dernière dépend davantage d'autres facteurs comme le tabagisme, le sexe ou les maladies cardiovasculaires[1]. D'ailleurs, l'obésité n'est pas toujours liée à un mauvais état de santé puisqu'environ 30% des personnes obèses présente un profil métabolique sain[2]. Cette approche considère l'obésité comme un facteur de risque au même titre que d'autres facteurs. Cette vision de l'obésité comme déterminant de santé se base sur la nature probabiliste de sa pathogénicité.

À l'opposé de cette vision, s'établit depuis une vingtaine d'années un changement de perspective vis-à-vis de l'obésité, désormais perçue comme une « maladie des sociétés modernes »[3]. Elle est considérée comme telle à cause des « complications qu'elle induit »[4] – complications métaboliques et psychosociales, notamment liées à la stigmatisation – ainsi que son étiologie – balance énergétique déséquilibrée, héritabilité, génotype et épigénétique. Certains parlent même d'épidémie pour décrire l'expansion de cette problématique.

Plusieurs mouvements abordent la distinction entre facteurs de risque et pathologie, et la relation qu'ils entretiennent. À partir des années soixante-dix, la notion médicale de facteur de risque brouille la traditionnelle séparation faite entre un état normal et un état pathologique.

---

[1] Afzal, S., et al. (2016). Change in Body Mass Index Associated With Lowest Mortality in Denmark, 1976-2013. *JAMA, 315*(18), 1989-1996. https://doi.org/10.1001/jama.2016.4666.

[2] Wedell-Neergaard, A-S., et al. (2018). Low fitness is associated with abdominal adiposity and low-grade inflammation independent of BMI. *PLOS ONE, 13*(1), e0190645. https://doi.org/10.1371/journal.pone.0190645.

[3] Poulain, J.-P. (2009). Éléments pour une histoire de la médicalisation de l'obésité. *Op. cit.*

[4] Avignon, A. (2013). *Regard sur le surpoids et l'obésité, a critical look about obesity. Op. cit.*

Elle établit un *continuum* entre ces deux états considérés jusque-là comme distincts, ce qui rend la décision de la « démarcation […] plus ou moins arbitraire, et il [devient] possible d'étendre le champ du pathologique de manière indéfinie »[1]. Les normativistes, qui souhaitent modifier la définition de la maladie pour y intégrer les pathologies fondées sur les risques, s'opposent aux naturalistes, qui prônent la distinction entre facteurs de risque et maladies. Concernant l'obésité, son degré conditionne la perception que l'on en a : elle peut être perçue comme un facteur de risque ou comme une pathologie. Selon Schwartz, à partir du moment où un facteur de risque s'accompagne de complications, il doit être considéré comme maladie.

L'obésité fait l'objet d'une médicalisation, d'abord prise en considération, ensuite sujette à une prise en charge médicale. Cette médicalisation, axée autour d'une prise en charge globale des patients, présente des avantages considérables : les deux molécules utilisées actuellement semblent, à ce jour, présenter un bon profil de tolérance[2] et une relative efficacité pour certains patients[3]. Par ailleurs, ces traitements doivent seconder un régime et sont arrêtés au bout de 12 semaines si les patients ne présentent pas une perte de poids de 5% du poids initial. Même si une prise médicamenteuse peut être questionnée, son utilisation reste pertinente pour certains profils de patients et sous certaines conditions. Malgré tout, certains sont d'avis que « faire croire que l'objectif de perdre du poids est atteignable facilement en prenant un médicament est une chimère qui

[1] Giroux, É. (2020). Le risque de maladie : Normal ou pathologique ? *Op. cit.*

[2] Eisinger, M., et al. (2018). Persistance et durabilité de l'efficacité du liraglutide : Au-delà des études randomisées. *Médecine des Maladies Métaboliques*, *12*(3), 279-283. https://doi.org/10.1016/S1957-2557(18)30059-2.

[3] Particulièrement les personnes ayant un IMC compris entre 27 et 40 km/m^2.

contribue à la médicalisation de la société, mais pas aux soins de qualité »[1].

Ainsi, la médicalisation de l'obésité peut être à l'origine d'un renforcement de l'« idéal de minceur »[2] : il s'agit là d'un enjeu majeur car il convient d'« éviter que le discours sanitaire ne vienne renforcer la recherche obsessionnelle de la minceur »[3]. Cet enjeu se déplace peu à peu chez les personnes en surpoids. Une réponse médicamenteuse est-elle justifiée chez des personnes présentant un surpoids ? Le surpoids revêt un caractère encore plus flou que l'obésité. Il semble plus délicat de qualifier cet état de maladie. À ce jour, le surpoids est davantage considéré comme un facteur de risque pour certaines pathologies, chroniques de surcroît. Le surpoids fait également l'objet d'une médicalisation et il est d'ailleurs dans la plupart des cas, associé à l'obésité. Ainsi, la frontière entre une finalité thérapeutique et non-thérapeutique semble de nouveau troublée par la prise de médicaments pour perdre du poids chez les personnes en surcharge pondérale.

Le travail de définition de l'obésité et du surpoids réalisé jusqu'ici se place du côté de la science et de l'établissement d'une norme, permettant de justifier ou non la commercialisation et l'administration de médicaments pour perdre du poids. La littérature récente, qui penche davantage vers une vision de l'obésité comme une maladie, justifie la commercialisation de médicaments pour la perte de poids. L'idée centrale suit une finalité thérapeutique à travers la lutte contre l'obésité. Cependant, à la lumière de Canguilhem, une personne obèse peut se sentir saine et exempte de maladies liées à son poids. Devrions-nous la

---

[1] Revue Prescrire, Article d'opinion de Juillet 2022.

[2] Poulain, J.-P. (2009). Éléments pour une histoire de la médicalisation de l'obésité. *Op. cit.*

[3] Tibère, L., et al. (2019). Obésité et image du corps : Quelles attitudes face au regard de l'Autre ? *Corps*, *17*(1), 243-256. https://doi.org/10.3917/corp1.017.0243.

convaincre qu'elle est malade pour autant ? Inversement, une personne qui ne présente *a priori* pas un état d'obésité peut se sentir malade à cause de son poids. Selon Canguilhem, il faudrait donc se fier au ressenti de chaque patient, sur les plans physique, psychologique et social, pour déterminer s'il peut recevoir le traitement, en gardant toujours pour référence la science pour éviter toute dérive. Par exemple, une personne qui ne présenterait ni un surpoids, ni un état d'obésité, mais qui se sentirait malade à cause de son poids, devrait être encadrée dans son désir de prendre des médicaments pour perdre du poids. Dans ce cas, la science doit intervenir pour délimiter les situations qui peuvent relever d'un désir.

Concernant la décision des payeurs, même si la CT considère que l'obésité est une « pathologie chronique aux complications potentiellement graves »[1], elle estime que l'efficacité des molécules prescrites pour maigrir n'est pas suffisante par rapport aux risques encourus pour pouvoir les rembourser. Elle prône ainsi une prise en charge de l'obésité qui « n'est pas nécessairement médicamenteuse »[2]. L'obésité revêt donc un caractère multiple et complexe qui nécessite une prise en charge globale du patient, mais dont la réponse médicamenteuse ne semble pas particulièrement pertinente, sauf dans certains cas. La commercialisation de médicaments utilisés pour maigrir ne participe-t-elle pas au renforcement de la popularisation de la réponse médicamenteuse à un désir de corps idéal dont les critères sont multiples (poids, taille, etc.) ?

---

[1] Commission de la transparence, Avis sur le Xenical, 19 juillet 2006. : https://www.has-sante.fr/upload/docs/application/pdf/ct-2826_xenical.pdf.

[2] *Ibid.*

§2. Des médicaments pour augmenter la taille, l'hormone de croissance

La croissance physique de l'être humain est marquée par une multitude de facteurs intervenant entre la période fœtale et la période pubertaire. Ces facteurs influant la croissance staturale et donc la taille finale d'un individu, peuvent être divisés en deux groupes : à l'échelle macro, avec notamment « la nutrition, le bien-être psychologique et social »[1], à l'échelle micro avec « la génétique, [...] les facteurs hormonaux »[2]. Une taille est considérée comme petite lorsque les « individus [...] sont significativement plus petits que la moyenne des individus du même âge et du même sexe »[3] dans une population donnée. La moyenne de la taille varie selon les pays, ce qui signifie qu'une personne peut être considérée comme petite dans un pays et non dans un autre. Le qualificatif de petit est ainsi attribué selon la population dont le sujet étudié est issu. En France, sur une période de 30 ans (1970-2000), la moyenne des hommes est comprise entre 1,73 m à 1,77 m et celles des femmes entre 1,62 m et 1,65 m. Les courbes de croissance de référence française se basent sur des données collectées en région parisienne sur des enfants nés en 1955 jusqu'à leurs 20 ans. En réalité, la taille augmente et ces normes établies au XXe sont actuellement « inférieures de quelques centimètres aux tailles moyennes de la génération actuelle »[4]. À l'échelle supranationale, il existe des courbes de références établies

---

[1] Traduction libre, Tidblad, A. (2022). The history, physiology and treatment safety of growth hormone. *Acta Paediatrica (Oslo, Norway: 1992)*, *111*(2), 215-224. https://doi.org/10.1111/apa.15948.

[2] *Ibid.*

[3] *HAS - Hormone de croissance chez l'enfant non déficitaire, Évaluation du service rendu à la collectivité, Évaluation des technologies de santé.* (2011)., disponible à l'adresse https://www.has-sante.fr/upload/docs/application/pdf/2012-01/hormone_de_croissance_velong_valide_college_vudoc_mise_en_ligne.pdf

[4] *Ibid.*

par l'OMS qui sont toujours supérieures aux valeurs françaises.

Plusieurs causes de retards de croissance sont recensées : les retards constitutionnels (origine idiopathique, chromosomique, retard de croissance intra-utérin, etc.), les secondaires dus à une pathologie chronique (d'origine rénale, cardiaque, digestive, etc.), ceux liés à une pathologie endocrinienne (hypothyroïdie, déficit hypophysaire, etc.), ou ceux causés par un retard pubertaire simple, ou en lien avec des causes psychogènes. Des moyennes ont été calculées afin de déterminer la taille atteinte par les personnes présentant des troubles de la croissance en l'absence de tout traitement. Prenons deux exemples, les enfants nés petits pour l'âge gestationnel ont une taille adulte moyenne de 1,65 m pour les hommes et 1,54 m pour les femmes ; concernant les personnes dont la petite taille est idiopathique, c'est-à-dire dont on ne connaît pas l'origine,-la taille est comprise entre 1,57 m et 1,70 m pour les hommes et entre 1,37 m et 1,56 m pour les femmes[1].

Parmi les prises en charge médicales du retard de croissance, il existe des techniques chirurgicales d'allongement des os, des traitements médicamenteux – l'hormone de croissance, des médicaments utilisés hors AMM – ainsi qu'une prise en charge psychologique.

Nous nous focalisons sur l'hormone de croissance. Aussi appelée GH pour « *Growth Hormone* », ou somatotropine, elle est produite par les cellules somatotropes de l'antéhypophyse[2] et elle est constituée d'un polypeptide[3] de

---

[1] *Ibid.*

[2] Lobe antérieur de l'hypophyse qui est une « glande endocrine […] sécrétant de nombreuses hormones nécessaires au fonctionnement normal de l'organisme » CNRTL ; une glande endocrine est une glande qui sécrète des hormones qui passent ensuite par le sang pour agir sur ses cibles.

[3] Structure constituée de plus de quatre acides aminés, molécules entrant dans la composition des protéines. L'hormone de croissance est un polypeptide qui contient suffisamment de peptides pour constituer une macromolécule et donc une protéine.

191 acides aminés[1]. Sa sécrétion est dite pulsatile et s'effectue la nuit lors des phases de sommeil profond. Elle intervient principalement « en période postnatale et au cours de la puberté qui diminue avec l'âge »[2]. L'hormone de croissance agit sur les tissus cibles de manière directe ou bien via l'IGF-I[3] (*Insulin-Like Growth Factor I*) dont elle stimule la sécrétion par le foie. Lorsqu'elle se lie à ses récepteurs, elle active la transduction de signaux cytoplasmiques[4] pour permettre la transcription[5] de gènes dont les protéines correspondantes sont impliquées dans la croissance et le métabolisme de l'organisme. Une des cibles majeures de la GH et de l'IGF-I est l'os. Leurs actions favorisent la croissance longitudinale et régulent le remodelage osseux. Les os sont un tissu vivant qui se renouvelle en permanence à travers la succession de destruction et de formation osseuse. Une première phase de résorption résulte de la destruction de l'os par les ostéoclastes[6] qui créent des « lacunes »[7]. La phase de formation permet de combler les lacunes « avec un jeune tissu osseux sans calcium »[8]. Les cellules qui sont chargées de ces phases sont les ostéoblastes[9]. Ce tissu osseux est

---

[1] Traduction libre : Tidblad, A. (2022). The history, physiology and treatment safety of growth hormone. *Op. cit.*

[2] *HAS - Hormone de croissance chez l'enfant non déficitaire,* (2011). *Op. cit.*

[3] Facteur de croissance.

[4] Signaux partant de la membrane cellulaire pour aller au noyau de la cellule, ils sont dans le cytoplasme de la cellule.

[5] Il s'agit d'une des étapes qui, à partir d'un gène situé sur l'ADN, permet d'obtenir une ou plusieurs protéines.

[6] Cellules qui détruisent l'os à travers la production de substances acides (protons), d'enzymes et de protéines.

[7] *Remodelage ou renouvellement osseux | la rhumatologie pour tous.* Disponible à l'adresse https://public.larhumatologie.fr/remodelage-ou-renouvellement-osseux.

[8] *Ibid.*

[9] Cellules chargées de la création de la partie non-minéralisée de l'os (collagène, protéines spécifiques).

ensuite minéralisé avec du calcium, c'est la phase de minéralisation, qui donne la rigidité et la résistance au tissu.

L'hormone de croissance a été découverte en 1886 par le neurologue Pierre Marie avec ses descriptions de l'acromégalie[1]. C'est le neurochirurgien américain Harvey Cushing qui invente le terme « Growth hormone », en 1909. Les années trente marquent le début des expérimentations de la GH bovine sur les êtres humains, mais les résultats sont décevants. Il est alors mis en évidence que la GH est spécifique à chaque espèce car elle contient, dans sa séquence peptidique un acide aminé différent de celle des bovins. Afin de pouvoir exploiter pleinement les effets de la GH, il faut qu'elle provienne d'un organisme humain afin d'avoir la même séquence peptidique. Ainsi les années cinquante ouvrent la porte à l'extraction et la purification de la GH provenant de cadavres humains. Les techniques se perfectionnent progressivement et font de l'hormone de croissance un traitement d'espoir pour les enfants atteints de déficit en GH responsable de nanisme[2]. Des centaines d'enfants sont alors traités par hormone de croissance. En 1985, des cas de maladie de Creutzfeld-Jacob (ci-après « MCJ ») sont détectés. Il s'agit d'une maladie neurodégénérative causée par la présence excessive dans le cerveau d'une protéine anormale, que l'on nomme prion[3]. Parmi les enfants atteints, 115 décèdent à partir des années quatre-vingt-dix. La MCJ, décrite en 1996, n'est pas transmissible naturellement entre êtres humains et peut se

---

[1] Maladie résultant de troubles hormonaux à l'origine d'une taille anormalement grande.

[2] En plus d'un problème de taille, sont retrouvés des troubles de la puberté, des potentielles hypoglycémies, d'autres déficits endocriniens, etc. *Déficit en hormone de croissance chez les enfants, Pédiatrie*. (2022). Édition professionnelle, Manuel MSD.

[3] *Maladie de Creutzfeldt-Jakob*. Santé publique France. Consulté 20 mars 2023, à l'adresse https://www.santepubliquefrance.fr/maladies-et-traumatismes/maladies-infectieuses-d-origine-alimentaire/maladie-de-creutzfeldt-jakob.

contracter suite à la « consommation d'aliments issus d'animaux nourris avec des farines d'origine animale »[1]. Dans notre cas, c'est l'acte médical de transférer de la GH d'un individu à un autre qui est à l'origine d'une transmission interindividuelle. Cette maladie conduit obligatoirement à la mort, par la dégénérescence du Système Nerveux Central (ci-après « SNC »).

La GH synthétique recombinante, usuellement appelée somatropine, est développée à partir du milieu des années quatre-vingt, tandis que les traitements par des hormones issues de cadavres humains sont arrêtés en 1988. Depuis lors, la somatropine est utilisée pour traiter les retards de croissance d'origines diverses. Elle est inscrite sur la liste I des substances vénéneuses[2] et sa délivrance est subordonnée à plusieurs conditions, dont une prescription initiale hospitalière annuelle, réservée aux spécialistes en pédiatrie, endocrinologie ou maladies métaboliques dans des services spécialisés. Elle est classée parmi les médicaments d'exception[3], ce qui exige une prescription qui répond aux « indications thérapeutiques [qui ouvrent le] droit au remboursement »[4]. Ce statut permet d'éviter toutes les dérives de prescription et par conséquent toute dépense de l'Assurance Maladie en dehors des indications remboursables. Alors que paradoxalement le niveau de

[1] *Ibid.*

[2] Substances stupéfiantes, psychotropes ou susceptibles de présenter un danger pour la santé (Source : l'ANSM classe désormais les substances vénéneuses, 24/02/22).

[3] Article R163-2 – CSP : « Médicaments particulièrement coûteux, unitairement ou au regard des dépenses globales qu'ils représentent, et d'indication précise ».

[4] *HAS - Hormone de croissance chez l'enfant non déficitaire* (2011). *Op. cit.*

SMR[1] varie selon les spécialités et les indications[2] – il est même dans certains cas modéré ou faible –, la prise en charge est étendue à 100% pour toutes les indications. Cette prise en charge signifie que l'hormone de croissance est considérée comme un traitement irremplaçable et coûteux. En réalité, c'est le ministre de la santé qui, au départ, a décidé de la prise en charge à 100% pour tous, « indépendamment du SMR »[3] en raison « du caractère irremplaçable et particulièrement coûteux de l'hormone de croissance dans l'indication du déficit de l'hormone de croissance (première indication évaluée) »[4]. Cette prise en charge totale a été par la suite étendue à l'ensemble des affections[5]. Pour la prise en charge des retards de croissance idiopathiques, la prise en charge à 100% est également justifiée par un faible nombre de patients[6]. Les révisions plus récentes de la CT « ne sont pas de nature à modifier les précédentes conclusions de la Commission »[7], ce qui justifie la poursuite de la prise en charge à 100%. Le fait de ne pas prendre en compte le SMR dans la décision du remboursement relève d'une incohérence et reflète l'acceptation du payeur à rembourser des molécules qui ne

---

[1] L'un des deux critères qui conditionnent le taux de remboursement, à côté de la nature de la pathologie ciblée, les critères de « pathologie grave » ou « troubles ou affections sans caractère de gravité ».

[2] Avis de la Commission de la transparence du 3 octobre 2012, HAS, Saizen®, disponible à l'adresse https://www.has-sante.fr/upload/docs/evamed/CT-12194_SAIZEN_03102012_AVIS_CT12194.pdf.

[3] *HAS - Hormone de croissance chez l'enfant non déficitaire* (2011). *Op. cit.*

[4] *Ibid.*

[5] Syndrome de Turner, insuffisance rénale chronique jusqu'au moment de la transplantation rénale, adultes présentant un déficit en hormone de croissance acquis pendant l'enfance ou à l'âge adulte : Fiche d'information technique de la somatropine, Nutropinaq®, HAS.

[6] Commission de la transparence, Avis du 7 décembre 2011, à propos du Genotonorm®, Projet d'avis adopté par la Commission le 27 avril 2011 a fait l'objet d'une audition le 7 décembre 2011, disponible à l'adresse https://www.pfizer.fr/files/AT_GENOTONORM_20111207_0.pdf.

[7] Avis de la Commission de la transparence du 3 octobre 2012, HAS, Saizen®. *Op. cit.*

sont pas circonscrites à une maladie. Une telle décision constitue un paradoxe dans la décision de remboursement de l'hormone de croissance et elle participe à l'élargissement de son usage.

La GH recombinante a fait l'objet d'une étude menée par l'ANSM, la DGS (Direction Générale de la Santé) et l'INCa (Institut national du cancer) – SAGhE (Safety Appropriateness of Growth hormone treatments in Europe)[1] – afin d'évaluer la sécurité sanitaire des produits à base de GH. En 2010, cette étude met en évidence un « risque de surmortalité toutes causes confondues dans la population de patients traités [et] ce risque augmente chez les patients ayant reçu de fortes doses »[2] d'hormone de croissance. Cependant, la conclusion de cette étude donnée en 2020 est plus nuancée. L'étude classe les patients selon des critères : les groupes qui nous intéressent sont les groupes 1a et 1b. Dans le groupe 1a sont inclus les patients présentant un déficit isolé en hormone de croissance, et ceux ayant une petite taille d'origine idiopathique. Le groupe 1b comprend ceux étant nés petits pour leur âge gestationnel. Même si les résultats affirment que le traitement par hormone de croissance n'augmente pas significativement la mortalité toutes causes confondues, ils montrent que le traitement à base d'hormone de croissance est à l'origine d'un « risque de mortalité significativement accru dû aux maladies de l'appareil circulatoire »[3] chez nos deux groupes d'intérêt. Dans le groupe 1a, « la mortalité spécifique due aux maladies du sang et des organes hématopoïétiques [est] significativement plus élevée [pour

[1] Sävendahl, L., et al. (2020). Long-term mortality after childhood growth hormone treatment : The SAGhE cohort study. *The Lancet Diabetes & Endocrinology*, *8*(8), 683-692. https://doi.org/10.1016/S2213-8587(20)30163-7.

[2] *Ibid.*

[3] *Ibid.*

un] nombre total de décès faible »[1]. En conclusion, l'étude recommande de privilégier, « bien que [les] données soient rassurantes, une surveillance continue à long terme des patients traités par l'hormone de croissance humaine recombinante pendant l'enfance afin de permettre la détection de tout risque accru de mortalité plus tard dans la vie »[2].

Cet exemple de l'hormone de croissance montre la tension entre le désir et la volonté d'atteindre une taille considérée normale et la nécessité de garantir la sécurité sanitaire. En effet, l'hormone de croissance issue de cadavres a mené à l'un des plus grands scandales sanitaires à cause de négligences dans les protocoles de son extraction et de sa purification. Par ailleurs, les études montrent que le traitement par somatropine n'est pas sans risques.

Plusieurs théories permettent d'appréhender le caractère pathologique de la petite taille. Concernant la théorie analytique, une petite taille ne peut pas être considérée comme une pathologie ni sur le plan organique ni sur le plan mental. La théorie plus holistique de l'individu considère que la pathologie impacte la santé à travers le physique ou le mental de l'individu. Cette théorie accepte de concevoir la petite taille comme une maladie « si elle est de nature à compromettre la bonne santé de l'individu au sens de sa capacité à agir et à se réaliser dans son environnement »[3]. La théorie normative renvoie à l'idée qu'il y a pathologie à partir du moment où l'individu s'écarte des valeurs moyennes. Enfin, la théorie canguilhemienne met au centre le ressenti du patient. Autrement dit, « l'anomalie n'est pathologique que si elle est vécue comme telle »[4] ; ce sera donc au patient de déterminer si une petite taille lui donne

---

[1] *Ibid.*
[2] *Ibid.*
[3] *HAS - Hormone de croissance chez l'enfant non déficitaire* (2011). *Op. cit.*
[4] *Ibid.*

un sentiment d'anormalité par rapport aux autres, tout en gardant en tête les normes établies par la science. S'ajoutent à la complexité de la qualification pathologique de la petite taille, l'incertitude de la future taille atteinte ainsi que la place que les parents occupent dans la décision de traitement. La décision finale revient aux parents, et c'est d'ailleurs toujours eux qui sont à l'origine de la demande[1]. Les parents sont-ils légitimes pour s'exprimer au nom de leur enfant pour déterminer si une potentielle petite taille sera vécue comme pathologique par l'enfant une fois adulte ?

Ces dernières théories admettent donc qu'une petite taille peut être considérée comme une pathologie dans certains cas et non dans d'autres. Il suffirait alors que « l'individu [soit] perturbé dans son développement au sens global, en termes physique, psychologique et social »[2]. Ces approches justifient-elles le traitement par hormone de croissance et sa prise en charge à 100% pour tout individu qui se projette une dizaine d'années plus tard avec « un sentiment de diminution »[3] ?

Ainsi, si la petite taille, sur le plan organique, ne semble pas relever de la pathologie, elle est corrélée à une qualité de vie inférieure à celle de la population générale[4]. Par ailleurs, les études montrent qu'il n'y a pas de différence significative sur le plan psychologique entre les enfants de petite taille et les autres. Malgré tout, l'aspect le plus touché

---

[1] Sandberg, DE., & Voss, LD., (2002), The psychosocial consequences of short stature: a review of the evidence. Best Pract Res Clin Endocrinol Metab 2002;16(3):449-63.

[2] *HAS - Hormone de croissance chez l'enfant non déficitaire* (2011). *Op. cit.*

[3] *Ibid.*

[4] Johansen H, et al. (2007) Health status of adults with short stature: a comparison with the normal population and one well-known chronic disease (rheumatoid arthritis). Orphanet J Rare Dis 2007;2(10).

par une petite taille est l'estime de soi[1]. En suivant les études précédemment évoquées lorsque l'on considère le caractère pathologique d'une petite taille, il conviendrait d'évaluer au cas par cas le ressenti de chaque individu, en prenant comme limite les données de la science. Cet idéal de décision est-il atteignable compte tenu du fait qu'il s'agisse d'une population d'enfants, chez qui le consentement libre et éclairé, sous pression parentale et sociale, est difficilement garanti ?

Le cas des médicaments pris pour la taille est beaucoup plus ambigu que ceux utilisés pour perdre du poids chez les personnes obèses. En effet, l'obésité, contrairement à la taille, est considérée comme une pathologie, tout au moins un déterminant de santé pouvant augmenter le risque de développer des maladies chroniques. La question qui se pose semble se positionner à une échelle plus large, celle de la société, pour les personnes dont le poids n'est pas une maladie. D'ailleurs, les molécules commercialisées pour perdre du poids ne sont pas remboursables par la Sécurité Sociale[2], décision justifiée par leur manque d'efficacité. Ceci leur donne un caractère de médicament de confort, tandis que le remboursement de l'hormone de croissance attribue à la petite taille un caractère pathologique. La commercialisation de médicaments pour maigrir – le changement de sémantique est ici important – accentue l'impact des dictats sociétaux de minceur, de même que ceux prescrits pour être grand accentuent la recherche d'une corpulence grande et élancée. Il devient possible de maigrir

---

[1] Norrby U, et al. (2006). Health-related quality of life in children diagnosed with asthma, diabetes, juvenile chronic arthritis or short stature. Acta Paediatr 2006;95(4):450-6.

[2] *Saxenda, une aide à la perte de poids | Diabète 66*. (2021, août 26). https://www.diabete66.fr/saxenda-une-aide-a-la-perte-de-poids/ ; *Quel remboursement pour le médicament XENICAL 120 mg, gélule*. à l'adresse https://mutualib.fr/simulateur/calcul_remboursement_medicament.php?cis=65715632&nom=XENICAL+120+mg%2C+g%C3%A9lule.

et d'être grand grâce à l'administration d'un médicament. Ce qui semble poser problème ici, ce ne sont pas les cas de personnes atteintes d'obésité morbide, ni les pathologies associées à l'obésité ou encore les personnes présentant une petite taille résultant de pathologies chroniques ou endocriniennes ; ce sont les cas d'individus qui souhaitent perdre du poids, être grands, non pour des raisons médicales, mais pour des raisons esthétiques, liées aux idéaux corporels véhiculés par la société. Il s'agit souvent dans ces situations de mésusages, de détournements de ces médicaments pour répondre à des désirs d'apparence corporelle plutôt qu'à des besoins médicaux. Ainsi, les médicaments indiqués, d'après leur mention légale, dans la sculpture du corps semblent ouvrir la porte à des désirs esthétiques médicamenteux, trouvant une réponse dans le mésusage de certaines autres molécules.

Chapitre 3 : L'affirmation du binôme *médicament/apparence*, une offre ni validée ni encadrée par les autorités sanitaires

Si certains médicaments possèdent des indications dont le caractère médical est ambigu, d'autres sont détournés de leur indication initiale dans une recherche d'effets non-thérapeutiques. Ces pratiques constituent des cas de détournement d'usage, qualifiés de mésusages (Section 1). Afin d'illustrer notre propos, nous aborderons quelques exemples de médicaments détournés pour modifier l'apparence corporelle (Section 2).

Section 1 : Le mésusage, une administration en dehors des règles de bon usage

Le mésusage de médicaments est une notion juridique définie par le CSP depuis un décret de 2012[1] comme suit :

> « utilisation intentionnelle et inappropriée d'un médicament ou d'un produit en rapport avec la dose autorisée ou prescrite, la voie d'administration, les indications ou non conforme aux termes de l'Autorisation de Mise sur le Marché ou de l'enregistrement ainsi qu'aux recommandations de bonnes pratiques »[2].

La définition a été modifiée par un décret en 2013[3] pour inclure un champ plus large de mésusage, puisque jusqu'alors, la définition spécifiait les modalités du mésusage. La définition précise établit que le mésusage est :

> « une utilisation intentionnelle et inappropriée d'un médicament ou d'un produit non conforme à l'Autorisation de Mise sur le Marché à l'enregistrement ainsi qu'aux recommandations de bonnes pratiques »[4].

---

[1] Décret n°2012-1244 du 8 novembre 2012 – art. 5.

[2] Article, R.5121-152 du Code de la santé publique, alinéa 4, version en vigueur du 10 novembre 2012 au 28 octobre 2013.

[3] Décret n°2013-923 du 16 octobre 2013 – art. 2.

[4] Article, alinéa 4, R.5121-152 du Code de la Santé Publique.

Le mésusage constitue un détournement lorsqu'il s'agit d'une « personne [qui] fait usage, à des fins qui ne sont pas celles qui lui étaient assignées par le législateur »[1]. Ainsi le mésusage constitue un certain type de fraude. Afin de comprendre le mésusage de médicaments destinés à modifier l'apparence corporelle, nous étudierons le contexte plus général de prises médicamenteuses en dehors des règles de bon usage, à travers les concepts de normation et de normalisation, développés par Foucault (*§1*). Ces détournements d'usage présentent un risque médical accentué qui menace la sécurité sanitaire (*§2*).

§1. Le contexte de mésusage : des motivations de prise médicamenteuse liant les concepts de normation et de normalisation

Si le mésusage de médicaments est une pratique de plus en plus courante dans le monde, il s'est accentué aux Etats-Unis où la quantité de détournements de « médicaments [sur] prescription aurait progressé de 542% [de] 1992 à 2005 »[2]. La France reste le pays d'Europe qui a le plus recours au mésusage[3]. Trois modalités sont identifiées : des « prescriptions inappropriées, [une] inobservance des recommandations [et] une demande explicite du patient »[4]. Les produits « proviennent souvent de la pharmacie

---

[1] Baumann, S. B.-A. *Détournement de procédure—Définition.* Dictionnaire Juridique, à l'adresse https://www.dictionnaire-juridique.com/definition/detournement-de-procedure.php.

[2] Lévy, J., & Thoër, C. (2008). Usages des médicaments à des fins non médicales chez les adolescents et les jeunes adultes : Perspectives empiriques. *Drogues, santé et société*, *7*(1), 153-189. https://doi.org/10.7202/019622ar.

[3] Bégaud, B., & Costagliola, D. (2013). *Rapport sur la surveillance et la promotion de bon usage du médicament en France.* https://sante.gouv.fr/IMG/pdf/Rapport_Begaud_Costagliola.pdf

[4] Collin, J. (1999). *Rationalité et irrationalité à l'origine du mésusage des médicaments.* Médicament et société ; médicament et santé publique ; *adsp n°27 juin 1999*, 55-58.

familiale »[1] mais aussi d'internet[2]. Certains auteurs distinguent plusieurs catégories de mésusage en fonction de la motivation des patients à consommer de manière illicite une substance. Ainsi, l'on différencie les médicaments utilisés pour « l'amélioration de la performance sportive et de la musculation, [pour] le contrôle du poids et de l'apparence physique, [pour] le maintien et l' amélioration de la réponse sexuelle, [pour] l'amélioration des fonctions intellectuelles, le contrôle de la douleur et de l'humeur, la stimulation, [et] l'atteinte d'états de conscience modifiés »[3]. C'est la deuxième catégorie qui nous intéressera dans notre deuxième section.

Le mésusage constitue une pratique fréquente, en particulier chez les adolescents et les jeunes adultes. Les Centres Régionaux de PharmacoVigilance (ci-après « CRPV ») participent au recensement des mésusages et à l'identification d'effets indésirables liés à l'usage de médicaments en dehors des recommandations[4]. Aussi, plusieurs types de mésusages sont observés : le détournement, l'abus, le dopage, et l'automédication. Nous nous intéressons au détournement d'usage et au dopage.

---

[1] Thoër, C., et al. (2008). Quelques réflexions sur des pratiques d'utilisation des médicaments hors cadre médical. *Drogues, santé et société*, *7*(1), 19-54. https://doi.org/10.7202/019618ar.

[2] Buclin, J.-F., & Diezi, J. (1998). «Automédication chez l'adolescent». *Schweizerische Medizinische Wochenschrift*. 128 (6), p. 203-207. ; McCabe, Sean E., Teter, Christian J., Boyd, Carol J. (2006a). « Medical use, illicit use, and diversion of abusable prescription drugs ». *Journal of American College Health*. 54 (5), p. 269-278. ; Sloand, Elizabeth D., Vessey, Judith A. (2001). « Self-medication with common household medicine by young adolescents ». *Issues in Comprehensive Pediatric Nursing*. 24 (1), p. 57-67. ; études citées par Thoër, C., Pierret, J., & Lévy, J. (2008).

[3] *Ibid*. Lévy, J., & Thoër, C. (2008) ; Laure, P. & C. Binsinger. (2003). *Les médicaments détournés : crimes, mésusages, pratiques addictives, conduites dopantes, suicide, euthanasie*. Abrégés de médecine. Paris : Masson.

[4] *Le mésusage des médicaments*. RFCRPV. Disponible à l'adresse https://www.rfcrpv.fr/le-mesusage-des-medicaments/.

Ces formes de mésusage sont facilitées par la « multiplicité des sources d'accès aux médicaments et à la banalisation de leur usage »[1]. Certains auteurs émettent l'hypothèse que « la médicalisation croissante de "pathologies sociales" [participe à développer] une grande familiarité et une certaine maîtrise [des médicaments] »[2]. Cette hypothèse suppose une modification du colloque singulier médecin-patient. Se met en place une nouvelle relation, non plus de communication mais de négociation[3] basée, entre le médecin et le patient, sur des « prescriptions inappropriées, [une] inobservance des recommandations ou [...] une demande explicite du patient »[4]. Un mésusage peut ainsi être la conséquence d'une « surprescription ou [d'une] prescription inadéquate »[5] des médecins. Une prescription inadéquate est une prescription qui ne remplit pas *a minima* l'un des critères suivants : une prescription justifiée, une prise en compte des « paramètres particuliers pouvant motiver une attention particulière ou une contre-indication » [6] et la conformité aux recommandations.

L'image d'un patient-consommateur est renforcée par les pratiques de mésusage, car celui-ci occupe une nouvelle place dans la relation thérapeutique. À partir des années

---

[1] Lévy, J., & Thoër, C. (2008). Usages des médicaments à des fins non médicales chez les adolescents et les jeunes adultes : Perspectives empiriques.

[2] Cité par Thoër, C., et al. (2008). Quelques réflexions sur des pratiques d'utilisation des médicaments hors cadre médical. *Op. cit.*

[3] « Plutôt que d'appréhender la relation thérapeutique sous l'angle d'un pouvoir médical qui s'impose unilatéralement, la notion d'interaction permet [...] d'envisager l'espace clinique comme une "aire de jeu" où les acteurs tentent de mobiliser leurs ressources et leur savoir-faire et de s'influencer réciproquement ; un espace de négociation, en somme. Pour ce faire, ces derniers s'appuient sur des cultures éventuellement en conflit, l'une profane et l'autre professionnelle », Collin, J. (1999).

[4] Collin, J. (1999). *Rationalité et irrationalité à l'origine du mésusage des médicaments. Op. cit.*

[5] *Ibid.*

[6] Bégaud, B., & Costagliola, D. (2013). *Rapport sur la surveillance et la promotion de bon usage du médicament en France. Op. cit.*

soixante, la consommation prend une place centrale dans la société et s'impose comme « une mythologie du bonheur rendue possible par l'accès potentiel pour tous à l'abondance »[1]. Cette logique imprègne progressivement le domaine de la santé. D'abord, l'accès aux médicaments pour tous, par l'élargissement de la Sécurité Sociale, renforce le statut de patient-consommateur. Ensuite, l'accès à l'information à travers internet et le développement des réseaux sociaux transforment ce statut de patient-consommateur en un statut de patient-« sachant »[2] qui « [dispose] d'une information technique, certes parcellaire mais souvent de bon niveau »[3]. Le patient souhaite désormais « être l'acteur de sa propre vie »[4] et revendique son autonomie. Certains auteurs mettent en lumière « une appropriation en même temps qu'un rejet du savoir médical et de l'expertise médicale »[5] de la part des patients ayant recours au mésusage. Ces patients revendiquent « un savoir ancré dans l'expérience »[6]. Malgré tout, un déficit en informations et en connaissances sur les médicaments est souvent à l'origine de mésusages, « tant par rapport aux pratiques de prescription que de consommation »[7]. La plupart des propositions de lutte contre le mésusage résident dans l'amélioration de la communication au sein de la relation soignant/soigné.

---

[1] Ehrenberg, A. (2014). *Le Culte de la performance*. Calmann-Lévy. p.151

[2] Le Pen, C. (2009). « Patient » ou « personne malade » ? Les nouvelles figures du consommateur de soins. *Revue économique*, *60*(2), 257-271. https://doi.org/10.3917/reco.602.0257.

[3] *Ibid.*

[4] *Ibid.* p.51.

[5] Monaghan, Lee. (1999). « Challenging medicine? Bodybuilding, drugs and risk ». *Sociology of Health & Illness*. 21 (6), p. 707-734. Cité par Thoër, C., Pierret, J., & Lévy, J. (2008).

[6] Thoër, C., Pierret, J., & Lévy, J. (2008). Quelques réflexions sur des pratiques d'utilisation des médicaments hors cadre médical. *Op. cit.*

[7] Collin, J. (1999). *Rationalité et irrationalité à l'origine du mésusage des médicaments*. *Op. cit.*

L'ensemble de ces mésusages est influencé par le culte de la performance, où le « paraître [...] est un impératif social qui se démocratise »[1] et où les médicaments sont des « drogues de performance et de socialisation qui aident les individus à mieux s'intégrer »[2]. Le mésusage revêt ainsi un ensemble complexe d'enjeux ; il est « le reflet de valeurs largement médiatisées comme la performance, la compétition, la réussite et la beauté physique »[3].

Afin de mieux appréhender la notion de mésusage, nous allons revenir sur des notions clefs développées par Foucault, à savoir la normation et la normalisation. La « normation »[4] constitue, selon Foucault, l'un des systèmes de production de normes. D'après lui, la normation est particulièrement présente avant le XVIIIe siècle. Les normes sont établies de manière implicite et à partir de connaissances qui ne sont pas issues de processus scientifiques. Adossé à des croyances, des observations et des expérimentations, un comportement devient la norme. Lorsque la variole apparaît au XVIIe et XVIIIe siècle, le diagnostic des personnes atteintes de cette infection ne repose que sur la présence de symptômes, quels qu'ils soient. Dès qu'une personne présente des symptômes, elle est envoyée à l'hôpital. Cette décision s'appuie à la fois sur des observations et sur des croyances ; le diagnostic de la variole répond alors au processus de normation. Les pratiques issues d'un processus de normation sont « complètement étrangères à toute théorie médicale [et sont basées sur] une pure donnée de fait [établie] dans

---

[1] Ehrenberg, A. (2014). *Le Culte de la performance*. Calmann-Lévy. p.51.
[2] *Ibid*. p.18.
[3] Lévy, J., & Thoër, C. (2008). Usages des médicaments à des fins non médicales chez les adolescents et les jeunes adultes : Perspectives empiriques. *Op. cit.*
[4] Foucault, M. (1978). *Sécurité, territoire, population—Leçon du 25 janvier 1978*. Cours au Collège de France (1978-1979).

l'empirisme le plus dépouillé »[1]. Cela montre bien que la légitimité des pratiques issues de la normation n'est pas fondée sur la science elle-même mais issue d'observations, de perceptions et de croyances, résultant d'un processus empirique.

S'ajoutant et s'opposant à la normation à partir du XVIIIe siècle, la normalisation constitue un nouveau processus de création de normes à partir de connaissances scientifiques. La science et ses résultats deviennent des supports à l'établissement de nouvelles normes. Selon Foucault, l'hôpital compte, dès le XVIIIe siècle, parmi les lieux privilégiés de normalisation[2]. Grâce à l'arrivée de la science dans les hôpitaux, de nouvelles normes sont édictées à travers les résultats établis par des processus scientifiques. Il ne s'agit plus d'une expérimentation de terrain, mais de normes issues de la science. Des « analyses quantitatives de succès et d'insuccès, d'échecs ou de réussites [...] »[3] commencent à apparaître à propos de chaque thérapeutique. Il s'agit de la mise en place des premiers registres servant de support à la création de principes scientifiques à l'aide d'outils mathématiques. La création d'un savoir médical au sein de l'hôpital permet de créer de nouvelles normes.

Dans la pratique, le mésusage semble répondre à un mélange de normation et de normalisation. Un usage de médicaments dans le cadre des recommandations établies par la science – essais cliniques validés et AMM obtenue – suit un mécanisme de normalisation puisque les normes d'administration – indication, dosage, posologie – sont déterminées par des processus scientifiques et statistiques. *A contrario*, lorsque les patients utilisent des médicaments

---

[1] *Ibid.*

[2] « le médecin fut le premier individu normalisé » : Foucault, M. (1974). *Crise de la médecine ou de l'anti-médecine ?*

[3] Foucault, M. (1978). *Sécurité, territoire, population. Op. cit.*

pour une indication autre que celle validée par les autorités, il s'agit souvent soit d'effets secondaires mis en évidence lors des essais cliniques, soit d'effets secondaires observés en pratique courante. Se mêlent alors normalisation – effets secondaires documentés par les essais cliniques – et normation – indications ou conditions de prise non établies scientifiquement, mais à partir d'observations et de croyances.

Le mésusage, non fondé sur des données scientifiques, est associé à une exposition à des risques accrus, avec un impact sanitaire et économique important[1]. En effet, un usage en dehors des recommandations établies par la science et validées par les autorités, expose davantage les patients à des risques d'événements indésirables, présentant une menace pour la santé publique et la sécurité sanitaire[2].

§2. Un risque médical accentué, la sécurité sanitaire menacée

Le risque médical est un concept développé par Foucault[3]. Il s'agit de la probabilité de porter atteinte à l'intégrité d'un individu à travers un acte médical. Quelles que soient les conditions d'administration d'une substance médicamenteuse, son utilisation est toujours accompagnée d'un risque. Le risque médical constitue, selon Foucault, un « lien difficile à rompre entre les effets positifs et négatifs de la médecine »[4]. On parle d'iatrogénie médicamenteuse pour désigner « l'ensemble des effets indésirables provoqués par la prise d'un ou plusieurs médicaments »[5]

---

[1] Environ plus de 10 millions d'euros par an selon : Bégaud, B., & Costagliola, D. (2013). *Rapport sur la surveillance et la promotion de bon usage du médicament en France*. *Op. cit.* p. 10, 11 et 18. ; il s'agit d'une estimation.

[2] C'est le cas actuellement.

[3] Foucault, M. (1974). *Crise de la médecine ou de l'anti-médecine ?* in Dits et Écrits, Vol III, Gallimard, Paris, 1994.

[4] *Ibid.*

[5] *Médicaments après 65 ans : Effets indésirables fréquents*. (2022). Disponible à l'adresse https://www.ameli.fr/assure/sante/medicaments/medicaments-et-

que ce soit dans le cadre d'usages conformes aux recommandations ou dans le cadre de mésusages. Par définition, l'iatrogénie comprend un ensemble d'événements indésirables évitables – mais aussi inévitables – et constitue donc un réel problème de santé publique.

Dans le cadre d'un usage qui n'est pas validé par les autorités, le risque médical est accru, et le mésusage l'accentue. Plusieurs études mettent ainsi en évidence que le mésusage augmente la probabilité d'apparition d'événements indésirables[1]. Ceux qui surviennent peuvent être de natures différentes et donc de gravités différentes[2]. D'ailleurs, même si les patients développent un savoir profane à propos des médicaments et de leur usage, ce savoir n'est pas toujours validé ni adapté au patient. De nombreuses études ont relevé les risques liés aux mésusages de médicaments psychotropes et antalgiques, notamment la pharmacodépendance[3]. D'autres études mettent en lumière

situation-de-vie/iatrogenie-medicamenteuse.

[1] M.-I. Futloo et al. , Usage, mésusage et impact des traitements prévalents et incidents par benzodiazépines lors d'une hospitalisation en psychiatrie, French Journal of Psychiatry, Volume 1, Supplement 2, 2019, Pages S186-S187, ISSN 2590-2415 ; Cracowski, J.-L. et al (2022). Prévention des risques liés à un usage inapproprié/consommation inutile des médicaments. *Therapie*, *77*(1), 69-78. ; Bulletin de l'Association des Centres d'Addictovigilance, article rédigé par le Centre d'Addictologie de Toulouse, n°14, Avril 2020, ; H. Peyrière (2018) Usage, mésusage et abus de morphine en France : données d'addictovigilance, XXIIèmes Rencontres du CEIP-Addictovigilance de Toulouse.

[2] *Dossier thématique—Risques liés à une mauvaise utilisation de—ANSM*. à l'adresse https://ansm.sante.fr/dossiers-thematiques/risques-lies-a-une-mauvaise-utilisation-des-medicaments-en-pediatrie.

[3] *Actualité - TRAMADOL : Une mesure pour limiter le mésusage en France - ANSM*. (2020). Disponible à l'adresse https://ansm.sante.fr/actualites/TRAMADOL-une-mesure-pour-limiter-le-mesusage-en-France ; Bégaud, B., & Costagliola, D. (2013). *Rapport sur la surveillance et la promotion de bon usage du médicament en France. Op. cit.* p.14 ; etc.

l'apparition précoce de résistances aux antibiotiques liées au mauvais usage de ces médicaments en France[1].

Au vu de la littérature actuelle, il existe peu d'études quantitatives et qualitatives analysant le mésusage des médicaments destinés au modelage du corps. Néanmoins, il convient d'admettre que, quels que soient les médicaments administrés dans le cadre de mésusage, les risques de surdosage, d'interactions médicamenteuses et d'évènements indésirables sont augmentés. De plus, les actes de mésusage de médicaments sont souvent associés soit à une poly-consommation de médicaments, soit à des comportements à risque[2], conduisant à la majoration du risque lié à la prise. Ainsi, les risques encourus par le mésusage recouvrent deux échelles : une échelle individuelle – iatrogénie – et une échelle collective – santé publique. Le mésusage, tous médicaments confondus, constitue donc un enjeu majeur de santé publique.

Par ailleurs, si le mésusage est issu de la délivrance d'un médicament sur ordonnance, la responsabilité du médecin peut être questionnée. Dans la pratique, la responsabilité doit être évaluée au cas par cas, *in concreto*[3]. Ainsi, la dangerosité de la prescription et l'information reçue par le patient à propos des bénéfices et des risques devront le cas échéant être évaluées par un expert judiciaire. De plus, lorsqu'il s'agit d'un médicament qui est dispensé en pharmacie sur prescription, le mésusage est le fruit d'un ensemble de manquements aux bonnes pratiques, le pharmacien d'officine représentant la dernière étape, le

---

[1] Bégaud, B., & Costagliola, D. (2013). *Rapport sur la surveillance et la promotion de bon usage du médicament en France. Op. cit.*

[2] Lévy, J., & Thoër, C. (2008). Usages des médicaments à des fins non médicales chez les adolescents et les jeunes adultes : Perspectives empiriques. *Op. cit.* ; Thoër, C., Pierret, J., & Lévy, J. (2008). Quelques réflexions sur des pratiques d'utilisation des médicaments hors cadre médical. *Op. cit.*

[3] Lelièvre, N. (2014). *Aspects médicaux légaux du mésusage du médicament.* Douleurs Évaluation - Diagnostic - Traitement (2014) 15, 192—194.

dernier rempart. Le pharmacien engage donc également et en théorie sa responsabilité civile, pénale et disciplinaire.

Afin de limiter autant que faire se peut le mésusage et de garantir la sécurité sanitaire, certains auteurs proposent plusieurs types d'action. Un premier axe d'action prévoit de renforcer la prévention sur le mésusage auprès des personnes les plus concernées, notamment les collégiens, les lycéens et les étudiants[1] mais aussi dès le plus jeune âge, afin de mettre l'accent sur le fait que les médicaments ne s'assimilent pas à des friandises mais sont bien des substances dangereuses. Un deuxième axe s'oriente vers une amélioration de l'information[2], tant à l'échelle des médias, des sociétés savantes, des CRPV ou des industries[3] qu'au sein de la relation patient/médecin[4]. Cette dernière orientation requiert de trouver « un consensus entre médecin et patient quant aux causes de symptômes éprouvés et quant aux solutions à y apporter [pour] enrayer, une partie du moins, le mésusage de médicaments »[5].

Le mésusage constitue donc une menace à la santé publique, menace qui varie selon les médicaments concernés. Dans la pratique, un certain nombre de médicaments sont détournés de leur usage initial à des fins de modelage du corps. Nous allons illustrer notre propos avec l'approfondissement de quelques exemples.

---

1 Cracowski, J.-L. et al (2022). Prévention des risques liés à un usage inapproprié/consommation inutile des médicaments. *Op. cit.* ; La santé des collégiens et des lycéens, Académie de Toulouse (2014-2015), Consommation de produits psychoactifs, disponible à l'adresse http://www.ofdt.fr/BDD/publications/docs/HBSC2014-ESPAD2015-AcademieToulouse.pdf.

2 Cracowski, J.-L. et al (2022). Prévention des risques liés à un usage inapproprié/consommation inutile des médicaments. *Op. cit.*

3 *Ibid.*

4 Collin, J. (1999). *Rationalité et irrationalité à l'origine du mésusage des médicaments*. *Op. cit.*

5 *Ibid.*

Section 2 : De la théorie à la pratique, un usage détourné à des fins de modelage du corps

De ce fait, parmi les médicaments détournés de leur usage initial, nous distinguons des médicaments qui agissent sur l'apparence physique, et ceux qui s'inscrivent dans une recherche esthétique, par exemple pour éclaircir la peau. Nous restreindrons notre étude aux médicaments pour modeler le corps à travers l'analyse de ceux utilisés pour modifier le poids (*§1*) et ceux utilisés pour augmenter la masse musculaire (*§2*).

§1. Des médicaments pour modifier le poids

Les médicaments qui agissent sur le poids sont classés en deux catégories dont la finalité diffère : d'une part, ceux qui participent à la perte de poids (*A*) et d'autre part, ceux qui aident à la prise de poids (*B*). Chaque groupe correspond à des motivations différentes qui s'inscrivent dans des idéaux corporels différents.

Perte de poids : sémaglutide et fluoxétine

Plusieurs spécialités sont consommées en dehors de leurs indications initiales en vue de perdre du poids. Nombreuses sont celles mises en avant sur les réseaux sociaux, terrain central de retours d'expériences et d'influence à l'heure actuelle dans le mésusage des médicaments. La perte de poids répond à un idéal de minceur qui s'impose en France depuis les années soixante[1]. À travers les médias, et aujourd'hui à travers les réseaux sociaux, cet idéal dicte une norme corporelle qui touche une grande partie de la population. Sont alors revendiquées les propriétés anorexigènes des analogues du GLP-1, des inhibiteurs sélectifs des récepteurs à la

[1] Travaillot, Y. (1998). *Sociologie des pratiques d'entretiens du corps*. PUF, Pratiques corporelles.

sérotonine (ci-après « ISRS »), et des psychostimulants[1]. Nous nous focaliserons sur les deux premiers exemples.

Actuellement, le médicament phare pour maigrir est l'Ozempic® (sémaglutide). Cité sur la plupart des réseaux sociaux lorsque l'on tape *médicament maigrir*, il s'agit d'une molécule analogue au GLP-1, comme le liraglutide[2]. Il est initialement prescrit « chez les adultes pour le traitement du diabète de type 2 insuffisamment contrôlé »[3], indication pour laquelle il est remboursé à 65% par l'Assurance Maladie en association avec deux médicaments antidiabétiques[4]. Cette molécule permet de contrôler le taux de glycémie et possède aussi un effet anorexigène par une baisse de l'appétit. Le mésusage du sémaglutide et de ses dérivés est plébiscité par des personnes d'influence comme Elon Musk[5], entrepreneur et milliardaire, Pascal Chrétien, entrepreneur français[6], et bien d'autres encore[7], qui prônent son utilisation pour être « affûté et en bonne santé »[8] et pour maigrir. Même si une spécialité pharmaceutique à base de sémaglutide, le Wigovy®, est commercialisée aux Etats-Unis et a possédé jusqu'en septembre 2023 une AAP en France[9], l'Ozempic® est détourné de son usage initial pour permettre à des personnes non diabétiques de perdre du

[1] Certaines personnes atteintes d'anorexie mentale prennent des laxatifs (accélération du transit), et parfois même des diurétiques (favorise l'élimination de l'urine).

[2] *cf.* Partie 1, Chapitre 2, Section 2, §1.

[3] *OZEMPIC (semaglutide)*. (2019). Haute Autorité de Santé. Disponible à l'adresse https://www.has-sante.fr/jcms/c_2906429/fr/ozempic-semaglutide.

[4] La metformine (Traitement oral du diabète de type 2, appartenant à la famille des biguanides) et un sulfamide (classe d'antidiabétiques oraux).

[5] *Cf. Photo 1, Annexe 6.*

[6] Personnalités et réseaux sociaux coupables des tensions d'approvisionnement sur l'Ozempic | *Le Quotidien du Pharmacien* du 31 octobre 2022.

[7] *Usage détourné d'OZEMPIC (sémaglutide) : La France renforce la surveillance*. 2 mars 2023 VIDAL. https://www.vidal.fr/actualites/30111-usage-detourne-d-39-ozempic-semaglutide-la-france-renforce-la-surveillance.html.

[8] *Ibid.*

[9] *cf.* Partie 1, Chapitre 2, Section 2, §1.

poids. Son mésusage est estimé, en France, à 1% de l'ensemble des patients ayant reçu ce traitement : cela représenterait environ 2200 personnes selon les données de l'Assurance Maladie[1]. Le mésusage d'Ozempic® provient de deux voies. Une première voie est la prescription de la molécule hors-AMM[2], qui ne donne pas lieu à un remboursement[3] ; la deuxième voie est la falsification d'ordonnance par les patients eux-mêmes. Le détournement de cette spécialité conduit à deux risques médicaux majeurs. Le premier est sa potentielle rupture de stock pour les patients diabétiques. Si les Etats-Unis et l'Australie ont déjà vécu des pénuries d'Ozempic® à cause du détournement, la France connaît des « tensions d'approvisionnement sur la classe des analogues de GLP-1, dues à une augmentation de la demande mondiale »[4]. La demande d'Ozempic® aurait ainsi augmenté de 40% depuis septembre 2022. Le laboratoire qui commercialise cette spécialité – il s'agit du même laboratoire qui commercialise le Wegovy® – annonce que leur « appareil de production [n'est] pas adapté à une telle augmentation de la demande, mais [qu'ils travaillent] à son adaptation qui devrait être complète à la fin de l'année 2023 »[5]. Cette déclaration

---

[1] *Ozempic (sémaglutide) : Un médicament à utiliser uniquement dans le traitement du diabète de type 2 - ANSM.* 01 mars 2023.

[2] « En l'absence d'alternative thérapeutique médicamenteuse appropriée, et sous réserve que le prescripteur juge indispensable le recours à cette spécialité pour améliorer ou stabiliser l'état clinique de son patient. » : Conseil National de l'Ordre des Médecins, & Conseil National de l'Ordre des Pharmaciens. (2020). *Prescriptions et délivrance de médicaments hors AMM.*

[3] La prescription hors AMM : états des lieux de la réglementation, Assise du médicament – groupe 3, 09 mars 2011

[4] ANSM cité par Le Quotidien du Médecin, Personnalités et réseaux sociaux coupables des tensions d'approvisionnement sur l'Ozempic.

[5] *Des influenceurs provoquent une pénurie de traitement contre le diabète.* (2022, octobre 28). www.20minutes.fr. https://www.20minutes.fr/sante/4007612-20221028-elon-musk-tiktok-font-craindre-penurie-traitement-contre-diabete-vrai.

laisse penser que le fabricant[1] ne porte pas de regard critique vis-à-vis d'un usage du sémaglutide pour perdre du poids chez les personnes qui ne sont pas obèses et qu'il cautionne même un tel usage. Pourtant, un mésusage d'Ozempic® expose à la survenue d'évènements indésirables graves : effets gastro-intestinaux, pancréatites et hypoglycémies chez les patients non diabétiques[2]. Dans une déclaration plus récente, le laboratoire condamne le mésusage de l'Ozempic® au profit de l'usage du Wegovy®. Cette déclaration n'est pas en contradiction avec la volonté du laboratoire d'augmenter la production de sémaglutide à des fins de perte de poids. En revanche, le laboratoire insiste sur un usage non détourné et dans les règles, ce qui leur permet d'encadrer la production et la commercialisation de la molécule.

Les ISRS sont aussi utilisés pour maigrir, mais dans une moindre mesure. Dans cette classe thérapeutique, la fluoxétine (Prozac®), longtemps surnommée la « pilule du bonheur »[3], est la molécule la plus utilisée pour cet usage. Il s'agit d'un anti-dépresseur antisérotoninergique, commercialisé à partir des années quatre-vingt aux Etats-Unis. Il est prescrit initialement dans le traitement d'épisodes dépressifs majeurs, de Troubles Obsessionnels Compulsifs (TOC) et de boulimie[4]. Cette molécule se distingue des autres anti-dépresseurs traditionnels utilisés à cette époque car elle présente une bonne balance bénéfices/risques. Les études réalisées avant sa

[1] C'est d'ailleurs le même laboratoire qui a obtenu une autorisation de la FDA américaine pour la commercialisation de la spécialité Wigovy®, contenant du sémaglutide.

[2] *Usage détourné d'OZEMPIC (sémaglutide) : La France renforce la surveillance*. VIDAL. *Op. cit.*

[3] Tutin, C. (2012). Pharmacopée de la performance : Mythe ou réalité ? *Les Tribunes de la santé*, *35*(2), 67-74.

[4] *Fiche info—PROZAC 20 mg, gélule—Base de données publique des médicaments*. (1988), à l'adresse https://base-donnees-publique.medicaments.gouv.fr/extrait.php?specid=61885224.

commercialisation ont mis en évidence un effet secondaire fréquent lié à son usage : une baisse de l'appétit. Cet effet secondaire est à l'origine d'un mésusage de la fluoxétine dans un objectif de perte de poids[1]. Il faudra attendre les années quatre-vingt-dix pour que des études soient menées dans des indications de perte de poids chez les personnes obèses[2]. Cependant, en France, aucune d'elles ne donne lieu à une AMM pour cette indication. C'est pour cette raison que l'utilisation de la fluoxétine pour maigrir constitue, de fait, un mésusage et augmente le risque d'évènements indésirables. Un mésusage accentue potentiellement les effets indésirables observés lors des essais cliniques puis en vie réelle : insomnies, céphalées, diarrhées, nausées, risque suicidaire, etc. Ainsi, comme il n'a pas été établi scientifiquement une balance bénéfice/risque favorable à la prise de fluoxétine par des personnes non-obèses, les personnes ayant recours à ce genre de pratiques encourent un risque supérieur à celles qui l'utilisent dans les conditions prévues par la réglementation. D'ailleurs, il n'existe aucune règle d'administration ni de suivi pour de telles indications, ce qui rend le risque médical encore plus prégnant.

Prise de poids : périactine

La prise de poids s'inscrit dans un autre idéal corporel, celui d'avoir des formes – fesses et seins volumineux – à l'image de Kim Kardashian entre autres[3] comme s'il s'agissait de souligner les « caractères de la féminité » ou bien la peur de « perdre cette féminité ». Sur les réseaux

---

[1] Tutin, C. (2012). Pharmacopée de la performance : Mythe ou réalité ? *Les Tribunes de la santé*, *Op. cit.*

[2] Goldstein, D. J., et al. (1993). Fluoxetine : A Randomized Clinical Trial in the Maintenance of Weight Loss. *Obesity Research*, *1*(2), 92-98. https://doi.org/10.1002/j.1550-8528.1993.tb00597.x.

[3] Personnalité médiatique américaine : *Des influenceuses détournent un antiallergique pour faire « grossir les fesses », une mode dangereuse—Le Parisien.* 08 avril 2023. et autres articles de la presse.

sociaux, de nombreuses influenceuses[1] prônent l'utilisation de Périactine® (cyproheptadine), un antihistaminique agissant sur le récepteur H1[2] – traitement symptomatique de l'allergie[3] – mais également sur deux autres récepteurs, 5-HT_{2A} et 5-HT_{2C}. À travers son effet antagoniste[4] sur les récepteurs 5-HT_{2C}, la cyproheptadine empêche le rétrocontrôle négatif sur la production de ghréline, hormone stimulant l'appétit. Ce médicament induit ainsi une augmentation de la ghréline qui possède des propriétés orexigènes[5], c'est-à-dire qu'elle stimule l'appétit et par conséquent la prise alimentaire. Cet antihistaminique commercialisé depuis 1974 est indiqué jusqu'en 1994 pour ses propriétés orexigènes, date à laquelle l'indication est retirée à cause d'une balance bénéfice/risque défavorable[6]. Toujours commercialisé pour ses propriétés antihistaminiques, ce médicament est aujourd'hui dépassé en termes d'efficacité par d'autres molécules, ce qui lui vaut de ne plus être remboursé et donc d'être moins utilisé[7].

---

[1] Les articles ne mentionnent que des femmes.

[2] Récepteus « [Prédominant] au niveau des muscles lisses (bronches, intestins, etc), des fibres nerveuses, et des cellules immuno-inflammatoire » : disponible à l'adresse https://pharmacomedicale.org/medicaments/par-specialites/item/anti-histaminiques-h1-sauf-comme-anxiolytiques-ou-comme-hypnotiques.

[3] *Mésusage d'un anti-histaminique H1, cyproheptadine (periactine®) pour la prise de poids*. Mise à jour 28 mars 2023, disponible à l'adresse https://sfpt-fr.org/pharmacofact-blog/1808-f010-mesusage-dun-anti-histaminique-h1,-cyproheptadine-periactine-pour-la-prise-de-poids.

[4] Effet qui s'oppose à celui porté par le récepteur 5-HT_{2C}.

[5] *Information de sécurité - Periactine 4 mg (cyproheptadine).* Janvier 2022, ANSM.

[6] *Mésusage d'un anti-histaminique H1, cyproheptadine (periactine®) pour la prise de poids. Op. cit.*

[7] Gauven, G. 11 avril 2023. *Periactine : Un antiallergique détourné pour faire grossir les fesses inquiète les médecins.* Disponible à l'adresse https://www.medisite.fr/medicaments-et-risques-sante-periactine-un-antiallergique-detourne-pour-faire-grossir-les-fesses-inquiete-les-medecins.5696941.70.html.

D'abord détourné dans certains pays du continent africain[1] régis par des stéréotypes de beauté de la « femme avec des formes », la Périactine® est utilisée plus tardivement en France avec ce même objectif. Son détournement d'usage expose à plusieurs risques « du fait de ses propriétés sédatives, atropiniques, adrénolytiques et antisérotoninergiques »[2]. Peuvent ainsi survenir des effets indésirables neurologiques, psychiatriques, cardiaques, hématologiques et digestifs : « somnolence, [...] baisse de la vigilance, [...] rétention d'urine, [...] constipation, [...] palpitations cardiaques ou [...] mydriase »[3]. La revendication par les influenceurs de l'utilisation de la Périactine® en dehors de toute indication prévue par le législateur constitue un exercice illégal de la médecine[4] et accroît un risque médical. Pour ces raisons, l'ANSM a lancé une alerte en janvier 2022 auprès des professionnels, notamment des pharmaciens d'officine, auxquels elle recommande « de rappeler aux patients les risques liés à son utilisation, ainsi que son indication approuvée, pour laquelle le rapport bénéfice/risque a été évalué »[5]. La Société Française de Pharmacologie et de Thérapeutique (SFPT) demande que la balance bénéfice/risque de cette molécule soit de nouveau évaluée pour le traitement des symptômes allergiques, afin que la molécule soit retirée du

---

[1] Selon la SFPT : « Dans une étude observationnelle sur la population de Kinshasa (République Démocratique du Congo), les auteurs retrouvaient un taux de mésusage de la cyproheptadine en tant qu'orexigène de plus de 70%. Il s'agissait majoritairement d'une population de jeunes femmes qui l'utilisait sur de longues périodes (supérieures à 1 an) ».

[2] *Mésusage d'un anti-histaminique H1, cyproheptadine (periactine®) pour la prise de poids. Op. cit.*

[3] *Information de sécurité - Periactine 4 mg (cyproheptadine).* Janvier 2022, ANSM. *Op. cit.*

[4] Prévu à l'article L.4151-1 du Code de la Santé publique.

[5] *Information de sécurité - Periactine 4 mg (cyproheptadine).* Janvier 2022, ANSM. *Op. cit.*

marché en cas de mauvaise efficacité, ou bien qu'elle soit soumise à prescription en cas de réelle efficacité.

Entre mars et mai 2023, les sénateurs et les députés ont voté une loi permettant d'accompagner les influenceurs et les personnes créatrices de contenus sur les réseaux sociaux. Si cette loi prévoit la mise en place de droits pour ces personnes, elle établit des devoirs et interdit la « promotion de certains biens ou services [comme la promotion de] dispositifs médicaux[, d']indications thérapeutiques[, d']actes médicaux et chirurgicaux [, de] substances ou plantes classées comme stupéfiants »[1]. Il semble ainsi se dessiner un cadre juridique des pratiques de promotion de médicaments, dont ceux utilisés pour modifier l'apparence du corps.

§2. Des médicaments pour augmenter la masse musculaire, les stéroïdes androgènes anabolisants

La prise de substances médicamenteuses pour augmenter la taille des muscles s'inscrit dans une logique de conduite dopante, à distinguer du dopage qui concerne les pratiques sportives en compétition. Elle est décrite chez les athlètes lors de compétitions – dans le culturisme notamment – mais aussi chez les jeunes sportifs et les personnes non sportives[2]. Tout dopage confondu, « en moyenne 3 à 5% des jeunes sportifs »[3] ont recours à ces pratiques selon les enquêtes *Escapad*. Ces mêmes études mettent en évidence « qu'environ 5% des jeunes âgés de 17

---

[1] Ministère de l'économie, des finances, et de la souveraineté industrielle et numérique. (2023). *Guide de bonne conduite, influenceurs et créateurs de contenu—L'essentiel de vos droits et de vos devoirs.* https://www.economie.gouv.fr/files/files/directions_services/dgccrf/consommation/Guide-de-bonne-conduite-des-influenceurs.pdf.

[2] Laure, P. (2003). « Le dopage ne concerne pas les jeunes sportifs ! » *Empan, 51*(3), 27-31.

[3] Laure, P. (1997). Epidemiologic approach of doping in sport. A review, *J. Sports Med. Phys. Fitness,* n° 37, p. 218-224.

et 18 ans ont déjà pris un produit dopant »[1]. Des études menées à la fin des années quatre-vingt-dix établissent ainsi que « la moitié des usagers commence avant l'âge de 14 ans »[2].

Le dopage est défini lors d'un colloque européen tenu en 1963 comme « l'utilisation de substances et de tous moyens destinés à augmenter artificiellement le rendement [...] et qui peut porter préjudice à l'*éthique* sportive et à l'intégrité physique et psychique de l'athlète »[3]. Nous pouvons noter la présence du mot éthique dans la définition, mot qui sera retiré à partir des années deux-mille. Peu à peu s'établit un glissement de la définition vers un renvoi à l'utilisation de certaines substances répertoriées[4]. Aujourd'hui, le dopage constitue une « violation des règles antidopage »[5] selon le Code mondial antidopage établi par l'Agence Mondiale Antidopage (AMA). Partant de la description d'une pratique plus large et holistique – notamment à travers la référence à l'éthique de l'athlète – l'évolution de la définition du dopage tend progressivement vers une description négative : est dopage tout ce qui enfreint les règles établies[6].

Dans le cadre large du dopage sportif, plusieurs molécules sont utilisées dans différentes visées. Les stimulants[7] induisent une réduction de la fatigue grâce à la stimulation du SNC. Les corticoïdes, convoités du fait de

---

[1] Laure, P. (2003). « Le dopage ne concerne pas les jeunes sportifs ! ». *Op. cit.*

[2] *Ibid.*

[3] Nous soulignons le mot éthique, Colloque des 26-27 janvier 1963 à l'initiative de deux médecins, les Drs P. Dumas et L. Migne et de la Société médicale de française d'Éducation physique et sportive. Uriage-les-Bains.

[4] Article 2.1. b. et article 11.1. b. de la *Convention contre le dopage. Série des traités européens—N° 135.* Conseil de l'Europe. (1989). https://rm.coe.int/168007b0eb.

[5] Code mondial antidopage, article 1er : « Le dopage est défini comme une ou plusieurs violations des règles antidopage ».

[6] Règles sont listées à l'article 2 du Code mondial antidopage.

[7] La cocaïne et l'ensemble des dérivés amphétaminiques stimulent le Système Nerveux Central (SNC).

leur accessibilité, possèdent des propriétés antalgiques, anti-inflammatoires et stimulantes du SNC. Enfin les anabolisants, très utilisés dans le culturisme, favorisent l'augmentation de la masse musculaire. C'est cette dernière catégorie qui nous intéresse puisque ces produits sont souvent pris dans une recherche esthétique de modification du corps à travers le modelage des muscles.

Le mot anabolisant est un raccourci pour parler des Stéroïdes Androgènes Anabolisants (ci-après « SAA »). Il s'agit d'analogues synthétiques de la testostérone, hormone sexuelle masculine produite chez les hommes et les femmes[1]. Les SAA sont initialement prescrits pour des hypogonadismes masculins, c'est-à-dire lorsque la synthèse d'hormone sexuelle masculine d'origine testiculaire est insuffisante du fait d'un déficit hypophysaire[2]. Les effets recherchés lors des pratiques de dopage sont l'amélioration des performances physiques, l'augmentation de la masse et de la force musculaires[3]. Lorsque les SAA sont pris par des personnes qui ne présentent pas de troubles hypophysaires ni endocriniens, ces substances s'ajoutent à la testostérone produite naturellement dans l'organisme et conduisent à deux types d'effets. Les effets androgéniques agissent sur la masculinisation – augmentation de la pilosité, libido, agressivité – et les effets anabolisants participent à un processus de musculation – augmentation de la production de protéines et de la masse musculaire[4]. Les consommateurs de SAA, en vue d'augmenter leur masse

---

[1] *Stéroïdes anabolisants | Centre canadien pour l'éthique dans le sport*. CCES.

[2] *Hypogonadisme hypogonadotrope | Fiche santé HCL*. Disponible à l'adresse https://www.chu-lyon.fr/hypogonadisme-hypogonadotrope.

[3] Lévy, J., & Thoër, C. (2008). Usages des médicaments à des fins non médicales chez les adolescents et les jeunes adultes : Perspectives empiriques. *Op. cit.* ; G.F. O'Malley & R. O'Malley, Stéroïdes anabolisants (2022) Examen médical dec 2022, le Manuel MSD.

[4] Centre de toxicomanie et de santé mentale, *Les stéroïdes anabolisants*. ; G.F. O'Malley & R. O'Malley, Stéroïdes anabolisants (2022) Examen médical dec 2022, le Manuel MSD. *Op. cit.*

musculaire, s'administrent des doses dix à cinquante fois supérieures à celles correspondant à l'indication des mentions légales[1]. De telles doses peuvent « augmenter le poids maigre de plusieurs kg par mois »[2]. Par ailleurs, la consommation de SAA s'accompagne souvent d'un mélange de substances ou produits vétérinaires et de substances toxiques achetés sur internet[3]. Si les effets indésirables sont peu nombreux en cas d'administration aiguë, leur utilisation à long terme et en surdosage peut conduire à un certain nombre d'effets indésirables[4] dont de potentielles polyglobulies[5], thrombo-embolies[6] et autres effets indésirables cardiovasculaires comme l'hypertrophie cardiaque, l'insuffisance cardiaque ou les troubles du rythme à l'origine de morts subites[7]. Afin de neutraliser ces effets indésirables, les consommateurs prennent des médicaments qui contrent ces effets comme les anti-œstrogènes. Par ailleurs, des doses très élevées exposent à des effets psychologiques importants : « sautes d'humeur importantes et irrégulières, comportement irrationnel, augmentation de l'agressivité, irritabilité, [...]

---

[1] Expression pour désigner le Résumé des Caractéristiques du Produit (RCP), c'est-à-dire le document validé dans le cadre de l'AMM. ; Duclos, M. (2012). Le dopage et ses conséquences en termes de santé individuelle et de santé publique. *Les Tribunes de la santé*, *35*(2), 57-65. https://doi.org/10.3917/seve.035.0057.

[2] G.F. O'Malley & R. O'Malley, Stéroïdes anabolisants (2022) Examen médical dec 2022, le Manuel MSD. *Op. cit.*

[3] Duclos, M. (2012). Le dopage et ses conséquences en termes de santé individuelle et de santé publique. *Op. cit.*

[4] *Cf. Figure 7, Annexe 7.*

[5] « augmentation anormale de l'hémoglobine et du nombre des globules rouges dans le sang, dont la fonction principale est le transport de l'oxygène » *Polyglobulie*. CHUV.

[6] Maladie « caractérisée par l'occlusion ou le rétrécissement d'une veine par un caillot de sang, elle se manifeste sous forme de thrombose (caillot dans une veine) ou d'embolie pulmonaire (caillot dans une artères des poumons) » *La maladie thromboembolique*. CHUV.

[7] Duclos, M. (2012). Le dopage et ses conséquences en termes de santé individuelle et de santé publique. *Op. cit.*

dépression »[1] ainsi que des crises de paranoïa jusqu'à « la rage stéroïdale »[2]. Le panel d'effets indésirables liés à de telles pratiques reste en réalité incomplet et de nombreuses incertitudes persistent « car la plupart des études impliquent des patients qui peuvent ne pas signaler leurs doses avec précision et qui prennent aussi des médicaments provenant du marché noir, parmi lesquels beaucoup sont contrefaits »[3].

Malgré les risques liés au dopage par les SAA, certains athlètes mais aussi, comme nous l'avons vu, certains jeunes sportifs et des personnes non-sportives recourent à ce genre de produits pour augmenter la taille des muscles. Cette motivation s'inscrit dans la volonté d'atteindre un idéal corporel. Depuis plusieurs décennies, même s'ils diffèrent selon le genre, tous les idéaux corporels valorisent le muscle, élément fondateur de « la construction par soi-même »[4]. La logique admise consiste ainsi à « se débarrasser des défauts du corps »[5]. Héritée de l'Antiquité grecque, la beauté corporelle repose sur des muscles saillants pour s'inscrire dans une approche rationnelle du beau, avec comme fondement les mathématiques et la géométrie : l'*Homme de Vitruve* de Léonard de Vinci constitue à cet égard la référence artistique la plus représentative. Plus récemment, la recherche de l'idéal d'un muscle hypertrophié est mise au goût du jour à travers le « triomphe du Darwinisme social à la fin du XIXe siècle »[6].

---

[1] G.F. O'Malley & R. O'Malley, Stéroïdes anabolisants (2022) Examen médical dec 2022, le Manuel MSD. *Op. cit.*

[2] Prouteau, S. (2008). *Abus de stéroïdes anabolisants androgènes et physiopathologie—ScienceDirect.* https://www.sciencedirect.com/science/article/pii/S0003448708002874.

[3] G.F. O'Malley & R. O'Malley, Stéroïdes anabolisants (2022) Examen médical dec 2022, le Manuel MSD. *Op. cit.*

[4] Guillaume Vallet, *Tous musclés—Culture et pop.* (2022). ARTE. Disponible à l'adresse https://www.arte.tv/fr/videos/RC-018521/tous-muscles/.

[5] *Ibid.*

[6] Johan Chapoutot, *Tous musclés—Culture et pop.* (2022). ARTE.

Le darwinisme social[1] prône l'idée que les plus forts et les meilleurs s'imposent dans la société : des muscles développés seraient ainsi un moyen d'échapper à la sélection darwinienne.

Le bodybuilding est l'illustration ultime de cette recherche de muscles développés ; il s'agit d'un anglicisme qui renvoie à une « musculation destinée à "remodeler" le corps »[2]. La première icône du bodybuilding entre la fin XIXe siècle et le début du XXe, le culturiste allemand Eugene Sandow, revisite l'image du corps masculin[3] à travers l'organisation de concours de beauté pour les hommes où les muscles sont les critères de *beauté masculine*. Alors que la représentation de l'« Hercule de foire »[4] relève de l'étrangeté, les muscles se généralisent peu à peu, par le biais notamment de l'expansion du capitalisme[5]. Les années soixante-dix marquent l'accentuation de la valorisation du muscle[6], principalement chez les hommes, tandis que les années quatre-vingt marquent l'émancipation de la femme sportive, à travers le fitness notamment[7]. Les salles de sport sont les lieux suprêmes pour obtenir un corps musclé. En 2018, la France

---

[1] « Extension aux sociétés humaines des lois darwiniennes de "la lutte pour l'existence" et de "la selection naturelle" » : Bernardini, J.-M. (2013). Chapitre premier. Les divers regards sur le darwinisme social : La cacophonie ? In *Le darwinisme social en France (1859-1918) : Fascination et rejet d'une idéologie* (p. 17-33). CNRS Éditions.

[2] *Bodybuilding—Définitions, synonymes, conjugaison, exemples | Dico en ligne Le Robert*. Disponible à l'adresse https://dictionnaire.lerobert.com/definition/bodybuilding.

[3] Gonzalez Cabrera, E. A. (2019). *La forme du genre, le genre en forme. Carrières du façonnage du corporel à la salle de sport*. Université de Poitiers UFR Sciences humaines et arts, Poitiers France.

[4] Jean-Jacques Courtines, *Tous musclés—Culture et pop*. (2022). ARTE.

[5] Gonzalez Cabrera, E. A. (2019). *La forme du genre, le genre en forme. Carrières du façonnage du corporel à la salle de sport. Op. cit.*

[6] Travaillot, Y. (1998). *Sociologie des pratiques d'entretiens du corps*. PUF, Pratiques corporelles. p. 57.

[7] Gonzalez Cabrera, E. A. (2019). *La forme du genre, le genre en forme. Carrières du façonnage du corporel à la salle de sport. Op. cit.*

compte 5,96 millions d'adhérents aux salles de sport et se place ainsi en troisième position des pays européens[1]. Le nombre d'adhérents augmente tous les ans[2] et reflète une pratique massive du sport en salle[3]. Ces chiffres illustrent la tendance des individus à vouloir sculpter leur propre corps et à vouloir le prendre en main. Ce que les salles revendiquent, c'est aussi la promesse d'un idéal corporel à la portée de tous : tout le monde peut atteindre un corps idéalement musclé à travers l'effort. Certains slogans ou expressions contribuent au fantasme de cette promesse universaliste : *No pain, no gain*[4], *Sky is the limit*[5], *Dur comme fer*, *Solide comme un roc*, etc. Pris dans le capitalisme, le corps constitue un « nouveau champ potentiel d'accumulation de capital »[6]. Il n'est plus le corps individuel du sujet, mais un objet mis au profit d'une productivité[7]. Le corps individuel est pris dans le corps social et la massification du phénomène conduit à une uniformatisation des corps répondant ou tentant de répondre à un même idéal. Cette poursuite du corps idéal est rendue possible par une société avide de trouver des moyens d'accéder à un corps parfait, à la manière d'une quête de performance.

---

[1] Étude menée par Deloitte et EuropeActive : *Le fitness en France : 5,96 millions d'adhérents et 2,5 milliards d'euros de chiffre d'affaires*. Disponible à l'adresse https://www2.deloitte.com/fr/fr/pages/presse/2019/le-fitness-en-france-edition-2019.html.

[2] Entre 2015 et 2016, le nombre d'adhérents augmente de 5%, Gonzalez Cabrera, E. A. (2019). *Le forme du genre, le genre en forme. Carrières du façonnage du corporel à la salle de sport. Op. cit.* ; entre 2017 et 2018, il augmente de 4,4%, Étude menée par Deloitte et EuropeActive : *Le fitness en France : 5,96 millions d'adhérents et 2,5 milliards d'euros de chiffre d'affaires.*

[3] Gonzalez Cabrera, E. A. (2019). *La forme du genre, le genre en forme. Carrières du façonnage du corporel à la salle de* sport. Op. cit.

4 Pas d'effort, pas de gain.

5 Le ciel est la limite.

[6] Guillaume Vallet, *Tous musclés—Culture et pop.* (2022). ARTE. *Op. cit.*

[7] *Ibid.*

Partie 2 : Une société à la recherche de moyens pour atteindre un corps idéal, une quête de performance

L'accès à des pratiques de modelage du corps, à travers une prise médicamenteuse, est facilité par l'évolution de certains outils juridiques et techniques (Chapitre 1). Ces outils trouvent leur origine dans l'émerveillement de la société envers la beauté des corps (Chapitre 2). Face à un accès facilité et une demande sociétale, l'industrie pharmaceutique, qui développe des molécules utilisées pour sculpter le corps, semble s'inscrire dans une logique de biopouvoir moderne (Chapitre 3).

Chapitre 1 : L'évolution des outils juridiques et techniques facilitant l'accès à des pratiques de modelage du corps

Les pratiques de modelage du corps, à travers l'utilisation de médicaments, sont facilitées par l'élargissement juridique de la notion de finalité de l'acte médical (Section 1). De plus, l'extension du champ d'intervention de la médecine vers le domaine de la beauté du corps est permise grâce au progrès de la technique qui rend possibles des actes jusque-là inenvisageables (Section 2).

Section 1 : L'élargissement juridique de la finalité de l'acte médical

La finalité médicale d'un acte ou d'une pratique justifie de porter atteinte à l'intégrité d'une personne et ainsi d'agir sur son corps. Elle renvoie à la nécessité de situer l'acte médical dans une « réponse à un état de santé dégradé »[1]. Si le droit garantit une protection du corps de la

[1] Cousin, C. (2016). *Redefining the medical act.* Phdthesis, Université Rennes. https://hal.science/tel-01425982.

personne (*§1*), la finalité de l'acte médical fait l'objet d'une évolution au cours du temps, et connaît un élargissement de la notion de nécessité thérapeutique (*§2*).

§1. Le droit garant de la protection du corps de la personne

Le corps est tantôt perçu comme relevant de l'être ou de l'avoir. Certaines théories le conçoivent comme une fin et le pensent à travers un rapport à l'esprit. Le débat corps-esprit est d'ailleurs un débat ancien en philosophie. Le dualisme revendiqué par Descartes, prône l'idée d'un corps séparé de l'esprit, l'un entretenant avec l'autre une relation étroite. Désormais, il est admis, grâce aux apports de Diderot et Rousseau entre autres, mais aussi de la médecine, des neurosciences et de la psychologie, que le corps constitue une entité complexe et que, s'il ne se confond pas avec l'esprit, il n'est pas possible de l'en séparer. Ces approches appréhendent le corps davantage comme relevant de l'*être* plutôt que de l'*avoir*. Ainsi, « lorsque le droit protège le corps, c'est la personne qu'il protège, en son corps, et non le corps comme quelque chose d'extérieur à elle »[1].

Selon la théorie kantienne, la personne juridique et la personnalité morale sont deux entités distinctes. La personne juridique doit répondre de normes juridiques qui s'imposent à elle, à la manière d'une contrainte extérieure, tandis que la personnalité morale est soumise à des obligations internes, à travers la Raison. En effet, la Raison se donne « *à une pure sphère d'immanence* »[2] – c'est-à-dire qu'elle constitue quelque chose d'intrinsèque à l'être humain. La volonté propre à chaque individu obéit à la Raison en même temps qu'elle obéit aux normes qu'elle se

---

[1] Mirkovic, A. (2018). *La protection de la personne en son corps en droit civil. LexisNexis SA-Droit de la famillle-n°6*, 8-11.

[2] Miquel, P.-A. (2007). Respect et inviolabilité du corps humain. *Noesis*, *12*, Article 12. https://doi.org/10.4000/noesis.1383.

fixe elle-même. Ainsi, la morale d'une personne « n'a pas de corps »[1] et la « personnalité morale est immatérielle »[2]. Pour ces raisons, la personne morale « ne concerne plus le droit »[3] et la pensée kantienne ne conçoit pas l'atteinte à la dignité de la personne. Pourtant, le corps est un corps vécu, un « corps propre »[4], qui est le réceptacle d'une vulnérabilité ; c'est à partir du moment où il est perçu dans sa plus grande vulnérabilité, sa plus grande faiblesse, qu'il devient « *un problème fondamental pour l'éthique* »[5]. C'est ce corps propre qui, mis en mouvement par la volonté et les désirs, constitue un *sujet de droit*. Par conséquent, c'est dans l'action que « *mon corps devient en même temps ma personne* »[6] – le corps relève de l'*être*. Le droit peut alors investir le corps et le protéger à travers des principes éthiques qui font « irruption [...] dans le domaine du droit »[7]. Le corps à travers sa vulnérabilité et la personne qu'il incarne – en tant qu'il est « consubstantiel à la personne »[8] – se doit d'être protégé par le droit. Ainsi, le code civil édifie un ensemble de principes pour assurer « la primauté de la personne, [interdire] toute atteinte à la dignité de celle-ci et [garantir] le respect de l'être humain dès le commencement de sa vie »[9]. Le droit instrumentalise le corps et participe à l'autonomie des *sujets de droit*. Le corps humain entre dans le code civil à partir de la loi relative au respect du corps humain, dite loi bioéthique, de 1994.

---

[1] *Ibid.*
[2] *Ibid.*
[3] *Ibid.*
[4] Merleau-Ponty, M. (1945). *Phénoménologie de la perception.*
[5] Miquel, P.-A. (2007). Respect et inviolabilité du corps humain. *Op. cit.*
[6] *Ibid.*
[7] *Ibid.*
[8] Hurpy, H. (2018). La protection juridique du corps dans l'hypermodernité : Les excès de la volonté individuelle en question. *Connexions*, *110*(2), 37-48. https://doi.org/10.3917/cnx.110.0037.
[9] Article 16 du Code civil.

Les principes que sont la dignité, l'inviolabilité, la non-patrimonialité et l'indisponibilité ne constituent pas des fins en soi, mais « des moyens au service de la personne »[1] afin de protéger qui elle est en son corps[2]. Le principe de dignité devient un principe constitutionnel à partir de 1994[3] et conçoit le respect des êtres humains du fait de leur appartenance à l'humanité. Il s'agit aujourd'hui d'un « méta-principe »[4] qui s'est peu à peu inscrit dans le droit positif, ce qui, pour certains, « aurait fait perdre sa substance fondamentale, capitale, pour l'affaiblir de manière systématique »[5]. Le principe d'inviolabilité du corps humain prévoit l'interdiction de porter atteinte à l'intégrité du corps de la personne[6]. Une seule exception est prévue par la loi, il s'agit de tout acte qui s'inscrit dans une visée médicale, après recueil du consentement. Le principe de non-patrimonialité est affirmé aux alinéas 1 et 5 de l'article 16 du Code civil. Ce principe condamne la « rémunération des actes consentis par le corps »[7], c'est-à-dire qu'il condamne la commercialisation du corps et de ses parties afin de protéger la personne d'un potentiel besoin pécunier. Ce principe sert à « assurer le respect de la dignité de la personne humaine »[8]. Le principe d'indisponibilité du

---

[1] Mirkovic, A. (2018). *La protection de la personne en son corps en droit civil. Op. cit.*

[2] La personne peut tout de même disposer de son corps dans les cas de piercings ou de tatouages.

[3] *Décision n° 94-343/344 DC du 27 juillet 1994 | Conseil constitutionnel.* Disponible à l'adresse https://www.conseil-constitutionnel.fr/decision/1994/94343_344DC.htm

[4] Le Gars, J. (2018). *Homme augmenté, transhumanisme en embuscade. LexisNexis, Acte de colloque, Droit de la famille-n°6-Juin 2018*, 17-21.

[5] *Ibid.*

[6] Article 16-3 du Code civil.

[7] Mirkovic, A. (2018). *La protection de la personne en son corps en droit civil. Op. cit.*

[8] Kernaleguen, F. (2017). « Le principe de non-patrimonialité du corps humain à l'épreuve de la réalité (Le difficile maintien du corps humain hors du patrimoine) », dans B. Feuillet-Liger, S. Oktay-Özdemir (sous la direction de), *La non-patrimonialité du corps humain : du principe à la réalité, op. cit.*, p. 87.

corps humain ne figure pas dans la loi, mais est explicité pour la première fois par la Cour de cassation en 1991[1]. L'indisponibilité du corps humain recouvre deux notions : l'*indisponibilité du corps d'autrui* prévoit que « nul n'est propriétaire d'une autre personne »[2]. L'*indisponibilité de son propre corps* « préserve la personne de consentir à des atteintes à son corps qui lui seraient gravement préjudiciables »[3]. Ainsi, si le principe d'inviolabilité cherche à protéger la personne des autres, le principe d'indisponibilité cherche à protéger la personne d'elle-même : l'indisponibilité sert à « faire échapper le corps au libre pouvoir de la volonté individuelle »[4].

Pourtant, la Cour européenne des droits de l'Homme préfère à l'indisponibilité la notion de *libre disposition de soi*, c'est-à-dire l'autonomie de la personne. Elle définit d'ailleurs l'autonomie de la personne comme « la faculté pour chacun de mener sa vie comme il l'entend »[5]. La libre disposition de soi place le consentement comme garant de la protection de la personne. Pourtant, pour le Comité Consultatif National d'Éthique (CCNE) « le consentement ne suffit pas à donner à une action sa légitimité éthique »[6], le consentement ne suffirait donc pas, selon lui, à justifier tout acte.

Malgré tout, l'accent mis sur l'autonomie du sujet en droit ouvre une nouvelle question concernant l'encadrement des « *excès* de la volonté individuelle sur le corps humain »[7]. Le corps instrumentalisé peut, à travers de

---

[1] Cass. ass. plén., 31 mai 1991, n°90-20-105 : JurisData n°1991-001378.
[2] Mirkovic, A. (2018). *La protection de la personne en son corps en droit civil. Op. cit.*
[3] *Ibid.*
[4] Gobert, M. (1992). « Réflexion sur les sources du droit et le principe d'indisponibilité du corps humain et de l'état des personnes », rtd *Civ.*, p. 513.
[5] CEDH, 29 avr. 2002, *Pretty c/ Royaume-Uni*, § 62.
[6] CCNE, avis n°111, 7 janv. 2010.
[7] Hurpy, H. (2018). La protection juridique du corps dans l'hypermodernité : Les excès de la volonté individuelle en question. *Op. cit.*

nouvelles régulations plus libérales, être appréhendé à travers « l'unicité de la personne entre sa volonté et son enveloppe charnelle »[1]. Au niveau européen, le respect de l'autonomie et la garantie du consentement « renforcent considérablement la protection de l'intégrité physique de la personne »[2], mais, paradoxalement, ils rendent le corps plus disponible.

Le corps constitue le siège de la tension entre l'*être* et l'*avoir*, lorsqu'il est « associé à l'autonomie personnelle, [il devient] le lieu de rencontre de ce que l'on *désire être* ou de ce que l'on *désire avoir* dans une pure logique marchande »[3] si bien qu'un « nouveau paradigme [voit le jour], celui du "libéralisme juridique plus moderne" qui s'oppose "à un paternalisme autoritaire traditionnel" »[4]. Il est important d'ajouter par ailleurs que la libre disposition de soi implique souvent d'autres personnes, notamment le corps médical, ce qui complexifie les choix adoptés par les personnes.

Aujourd'hui, de nombreuses personnes sont en demande d'actes qui n'entrent pas dans le champ de la thérapeutique, mais dans le champ de la médecine de convenance. Elles souhaitent soumettre leur corps à des pratiques allant au-delà d'un objectif thérapeutique ; les exemples les plus parlants concernent la chirurgie esthétique, les actes de confort ou d'amélioration de l'apparence. En outre, les actes pharmaceutiques, à savoir la prise médicamenteuse répondant à une médecine de désirs, peuvent constituer une atteinte à l'intégrité de la personne. Il semble désormais qu'à partir du moment où un acte invasif est réalisé, il n'est pas considéré comme une atteinte à l'intégrité de la personne tant qu'il est opéré par un soignant. Ainsi, la libre

[1] *Ibid.*
[2] *Ibid.*
[3] *Ibid.*
[4] Mouly, J. (2009). Controverse sur l'autonomie personnelle et la liberté de consentement, *Droits*, p. 5. ; Hurpy, H. (2018).

disposition de soi semble constituer un prétexte pour en fait « disposer [...] des ressources biotechnologiques pour réaliser son désir »[1].

Progressivement et de manière générale, c'est la libre disposition de son corps qui pose les limites du corps plutôt que l'indisponibilité[2]. La place de plus en plus prégnante accordée à l'autonomie participe au glissement juridique des actes médicaux. Le corps reste protégé par le droit, mais plus de manière autoritaire, et laisse une place plus centrale à la liberté de la personne de faire des choix. Cette évolution s'accompagne de l'évolution juridique de la finalité médicale abordée dans le Code Civil.

§2. Une finalité évoluant au cours du temps

Les actes médicaux correspondent à des actes d'exercice de la médecine et se distinguent de la consultation médicale[3] et de la décision médicale[4], chacun s'inscrivant dans la relation de soin. Cette expression – acte médical – est très utilisée en droit, pourtant, elle ne dispose pas de définition légale. Juridiquement parlant, l'acte médical est établi par la loi du 29 juillet 1994 qui accorde un article spécifique au respect du corps humain dans le Code Civil[5]. L'idée initiale de cet article est de « traduire le but principal de la médecine : soigner »[6]. Il prévoit ainsi qu'il n'est possible de « porter atteinte à l'intégrité du corps humain qu'en cas de nécessité thérapeutique pour la personne »[7].

---

[1] B. Saintôt, (2017) Jusqu'où assister médicalement la procréation ? Les réponses paradoxales des avis du CCNE : Rev. Études, sept 2017, n°4241, p.36-37.

[2] Bioy, X. (2018). *Les interventions non-thérapeutiques sur le corps humain. . Essai de synthèse. 6.* 41-44.

[3] Cousin, C. (2016). *Redefining the medical act* [Phdthesis, Université Rennes 1]. https://hal.science/tel-01425982 : « moment de la relation médicale ».

[4] *Ibid.* : « conduite de la relation médicale » et « cause de l'acte médical [mais] ne conduit pas forcément à un acte médical ».

[5] Article 16-3 du Code civil.

[6] Cousin, C. (2016). *Redefining the medical act. Op. cit.*

[7] Article 16-3 du Code civil, en vigueur du 30 juillet 1994 au 1er janvier 2000.

La nécessité thérapeutique renvoie à la finalité de l'acte médical, à savoir sa visée diagnostique, préventive ou de traitement.

L'article 16-3 du Code civil connaît deux modifications en 2000 et 2004. Aujourd'hui, il dispose qu'« il ne peut être porté atteinte à l'intégrité du corps humain qu'en cas de nécessité médicale pour la personne ou à titre exceptionnel dans l'intérêt thérapeutique d'autrui »[1]. À l'image de l'extension du champ d'intervention de la médecine vers des actes non-thérapeutiques, le terme de *nécessité thérapeutique* est remplacé par la *nécessité médicale*[2]. Alors que l'adjectif *thérapeutique* concerne le traitement de maladies, celui de *médical* recouvre un champ plus large d'actions et comprend en plus de la thérapeutique, la prévention et le diagnostic, entre autres. Ce changement de sémantique semble être poussé par une médecine qui connaît une diversification de ses objectifs : de plus en plus, la médecine se tourne vers des actes non-thérapeutiques. Il s'agit donc de les encadrer par la législation. Par ailleurs, certains professionnels sont d'avis que l'article 16-3 initial du Code Civil ne permet pas d'englober les actes thérapeutiques. La modification substantielle de l'article participe ainsi à la libéralisation de l'acte médical et indirectement à celle de la médecine.

En théorie, l'acte médical marque l'alliance entre le pouvoir médical – décision du médecin – et le pouvoir juridique – règles établies par la loi. Il « conforte les médecins dans le rôle de protecteur de la personne et non de ses désirs [autant qu'il accorde] davantage de liberté à la personne »[3]. L'adjectif *médical*, présent depuis 2000, admet plusieurs acceptions qui sont liées. L'*acception*

---

[1] Article 16-3 du Code civil, en vigueur à partir du 7 août 2004.

[2] Bioy, X. (2018). *Les interventions non-thérapeutiques sur le corps humain. Op. cit.*

[3] *Ibid.*

personnelle concerne « l'acte des professionnels de la médecine »[1], elle donne au praticien la mainmise de déterminer la frontière entre ce qui relève du médical ou du non-médical. Le risque de cette acception est d'autoriser « à plus ou moins long terme des actes actuellement expressément prohibés par le droit »[2]. L'*acception matérielle* concerne « l'acte de la médecine »[3]. Cette acception lie directement cette notion à la pratique d'une médecine basée sur les données de la science – Evidence Based Medicine. Elle permet d'englober des actes non-médicaux comme la chirurgie esthétique, ou encore certains actes gynécologiques comme la stérilisation thérapeutique. Rapidement, ces deux acceptions convergent puisque les actes non-médicaux sont d'abord acceptés par les praticiens pour entrer ensuite dans une pratique basée sur des données de la science orientée par une garantie de sécurité sanitaire.

L'acte médical peut donc être appréhendé de quatre manières différentes. Une première approche rejoint l'*acception matérielle* de l'adjectif médical : est acte médical tout ce qui relève d'un « acte de médecine »[4], c'est-à-dire tout acte étant réalisé par les professions médicales, à savoir les médecins, les chirurgiens-dentistes et les sage-femmes. Une deuxième approche se porte sur le but même de l'acte, mais elle semble difficile à établir à cause de la diversité des objectifs de la médecine, en extension qui plus est. Une troisième approche aborde l'acte médical à travers la maladie. Cette vision est, elle aussi, dépassée car certains actes vont au-delà de la prévention, du diagnostic et du traitement. Une quatrième approche renvoie à la définition de la santé de l'OMS et contribue à l'élargissement des finalités admises des actes médicaux. À la suite de

[1] Cousin, C. (2016). *Redefining the medical act. Op. cit.*
[2] *Ibid.*
[3] *Ibid.*
[4] *Ibid.*

l'adoption de la définition large de la santé par l'OMS, plusieurs actes, dont le caractère thérapeutique est ambigu, sont qualifiés d'actes médicaux[1]. Cette vaste définition permet d'englober un ensemble d'actes qui agissent non plus sur la pathologie mais sur la notion, aussi large que floue, de santé. Une définition de l'acte médical qui ne prendrait en compte que la santé, serait tout aussi fausse qu'une définition établie seulement à travers la maladie, puisque la santé au sens large renvoie à un concept imprécis. Pourtant, l'actuelle nécessité médicale semble élargir complètement la pratique médicale à la manière de la quatrième approche qui conçoit de qualifier d'« acte médical » des actes qui n'ont pas une pure portée thérapeutique.

La multiplication des finalités licites explique, entre autres, la multiplication de la commercialisation de médicaments visant à modeler le corps. Elle participe à un changement de paradigme des mentalités au sein de la société qui accepte et tolère désormais de recourir à des médicaments pour atteindre des idéaux corporels. En effet, face à la légalisation de la chirurgie esthétique ou d'autres pratiques non-médicales, il ne paraît plus étonnant ou impensable d'utiliser des médicaments pour sculpter le corps afin de répondre à de nouveaux idéaux esthétiques. Plus que de rendre progressivement les médicaments licites, la substitution de l'adjectif « thérapeutique » par « médical » accompagne la libéralisation des pratiques médicales, de la médecine et de la pharmacie.

Cette modification substantielle entraine un changement du cadre général de l'acte médical, alors qu'il aurait été possible de garder ce cadre général et de mettre en place des

---

[1] Actes à visée esthétiques, Rapport sur les actes à visée esthétique, sous la dir. de Direction générale de la santé, Ministère en charge de la santé, déc. 2008, url : http://www.esthetic-planet.com/docutiles/rapport-dgs.pdf (visité le 28/02/2014) ; ou stérilisation Lettre du collège national des gynécologues obstétriciens français mar. 1995, 9 :1.

cadres spécifiques – *specialia generalibus derogant*[1]– qui auraient pris le dessus dans certaines situations[2], comme c'est le cas pour l'IVG[3]. Ceci nous montre clairement comment le droit, en tant que règle, accompagne l'évolution d'une médecine vers une extension des actes non-thérapeutiques. Cet élargissement sémantique admet d'emblée une extension large, alors qu'il aurait été possible de mettre en place des réglementations spéciales ou d'exceptions en fonction des actes qui trouveraient une légitimité à être encadrés sous le qualificatif d'actes médicaux. Aujourd'hui, paradoxalement, malgré l'extension sémantique de l'article 16-3 du Code civil, des lois d'autorisation spéciale existent pour autoriser des actes non-thérapeutiques. D'ailleurs, ces régimes dérogatoires concernent les actes qui ont servi d'arguments à l'extension de l'article. Cela questionne la « raison de [la] permanence »[4] de l'élargissement des champs des actes médicaux. Pourquoi avoir choisi d'étendre la notion d'acte médical sous prétexte d'y faire rentrer des pratiques particulières non-thérapeutiques si ces pratiques en question font ensuite l'objet de lois spéciales qui encadrent chaque pratique spécifiquement ?

Cette extension juridique s'accompagne de progrès scientifiques et médicaux dont les techniques rendent possible le développement de produits et d'outils pour sculpter le corps.

---

[1] G. Cornu et Association Henri Capitant, Vocabulaire juridique : Vocabulaire Cornu, 8e éd., Quadrige, Presses universitaires de France, 2008 : lorsque les « dispositions spéciales dérogent aux dispositions générales ».

[2] Cousin, C. (2016). *Redefining the medical act. Op. cit.*

[3] La grossesse ne constitue pas une maladie en soi. La loi encadrant l'IVG précise bien dès l'article 1er que la « loi garantit le respect de tout être humain dès le commencement de la vie ». Il s'agit par cette loi d'établir une exception à cette règle afin d'encadrer l'IVG. C'est un régime d'exception.

[4] Cousin, C. (2016). *Redefining the medical act. Op. cit.*

Section 2 : Une extension du champ d'intervention de la médecine poussée par les progrès de la technique

Ainsi, l'évolution des outils juridiques a permis l'extension du champ d'intervention de la médecine. Cependant, à eux seuls, ils ne permettent pas d'expliquer comment le champ d'intervention s'est peu à peu étendu pour franchir les limites de la thérapeutique, de la prévention et du diagnostic. C'est parce que la technique et le progrès médical (*§1*) ont progressivement poussé les frontières de l'impossible que le droit a dû s'adapter. Ces avancées s'inscrivent dans une logique d'amélioration de l'être humain dans la perception transhumaniste (*§2*).

§1. La technique et le progrès médical participant à l'extension des pratiques

La technique permet aujourd'hui de réaliser des actes qui ne l'étaient pas jusque-là. Elle participe au progrès. La technique et le progrès sont deux sujets clivants et admettent deux écueils possibles : d'un côté, ils suscitent la crainte d'une potentielle destruction de l'être humain à travers une technique qui est « déshumanisante et déraisonnable »[1]. D'un autre, ils sont porteurs d'espoir pour l'amélioration de la vie de l'être humain pour ceux qui conçoivent « que tout ce qui est possible [techniquement] doit être permis »[2].

La technique constitue l'ensemble des moyens, intellectuels ou matériels, inventés par l'être humain, utilisés pour atteindre un objectif particulier. Sa fonction première réside dans son utilité à améliorer l'efficacité de l'activité humaine. Pour Berger, « la technique est aussi vaste que l'action humaine »[3]. Autrement dit, elle se retrouve dans tous les domaines à partir du moment où

---

[1] Le Gars, J. (2018). *Homme augmenté, transhumanisme en embuscade. LexisNexis, Acte de colloque, Droit de la famille-n°6-Juin 2018*, 17-21.
[2] *Ibid.*
[3] Gaston Berger (1958), *Revue de l'enseignement supérieur.*

l'homme intervient, c'est la culture entière qui est technique : « l'agriculture, la médecine, la pédagogie, [...] la construction d'une lampe de radio »[1], et même l'art, sont le fruit de la technique. « Là où [l']opération [de l'être humain] est consciente, volontaire, raisonnée, il y a technique »[2]. La technique ne vise qu'à sa propre progression, et ses progrès sont des moyens mis au service d'une fin qui, pour Berger, constitue une *fin désirable*. Quelle est donc cette fin désirable ? Et quel est ce projet qui porte l'évolution de la technique ?

Se distinguant de la connaissance et de la science, la technique se sert de celles-ci pour permettre une meilleure compréhension de la nature – Descartes parle de « se rendre maîtres et possesseurs de la nature »[3] – dans le but d'améliorer les conditions matérielles de la vie humaine. Autrement dit, la connaissance et la science sont mises au service de la technique, et non l'inverse, afin de promouvoir une vie meilleure, notamment à travers la médecine qui « est sans doute le premier bien et le fondement de tous les autres biens de cette vie »[4]. La médecine s'appuie donc sur le progrès de la technique pour être de plus en plus efficace et repousser les limites de la maladie et de la souffrance. De plus, prise entre utilité et efficacité, la technique constitue un moyen de répondre aux problèmes auxquels l'être humain est confronté. Pour autant, cela voudrait-il signifier que la technique peut résoudre tous les maux de l'être humain pour qu'il puisse atteindre le bonheur ? La technique constitue-t-elle une aliénation ou est-elle la condition de la libération de l'humain ? Comment la technique, et les progrès qui en résultent, participent-ils à

---

[1] *Ibid.*
[2] *Ibid.*
[3] Descartes (1637), *Discours de la méthode*, 6e partie.
[4] *Ibid.*

l'évolution de l'humanité à travers le changement de mentalités ?

La Révolution industrielle s'accompagne d'un mouvement *technocritique* qui s'oppose au culte de la technique et du progrès. Parmi les auteurs critiquant la technique et son hégémonie, Ellul dénonce la formule populaire « on n'arrête pas le progrès ». Pour lui, cette phrase illustre l'idée qu'aucune considération éthique ou morale ne peut arrêter le progrès. Cette formule admet que l'humain est dépassé par ses propres inventions techniques, qu'il nomme « croissance technicienne »[1]. Ellul conçoit la technique comme une entrave à la liberté : elle devient aliénante et l'être humain, alors qu'il est à son origine, « doit simplement [lui] obéir »[2]. S'il n'est pas technophobe, Ellul se place plutôt dans une *technocritique* qui met en cause la démesure de la technique, la place sacralisée qu'elle occupe dans la société. Par ailleurs, Illich dénonce la perte de l'autonomie de l'humain face à la technique à travers le fait qu'il délègue ses activités aux machines. Ainsi, « l'homme devient l'accessoire de la mégamachine, un rouage de la bureaucratie »[3]. Il développe l'idée que l'industrialisation repousse sans cesse la limite de l'impossible et qu'à partir d'un seuil, les outils utilisés deviennent nuisibles à l'objectif initialement poursuivi. Appliquée à la santé, il conviendrait de dire selon sa théorie que la médecine, à travers l'institutionnalisation de la technique médicale, nuit à la santé des individus.

À une échelle plus étroite, dans la relation thérapeutique, le traitement occupe une place importante entre les patients et les soignants. Les traitements peuvent être des médicaments, des dispositifs médicaux, d'autres méthodes

---

[1] J. Ellul (1988), *Le bluff technologique*.
[2] *Ibid.*
[3] I. Illich (2003), *La convivialité*, p.456 ; I. Illich (1974), *L'expropriation de la santé*.

médicales, qui sont utilisés à des visées thérapeutiques, préventives ou diagnostiques. Établis par des processus scientifiques, les traitements sont, par essence, issus de la technique. Canguilhem aborde la question de la technique dans la relation thérapeutique, et parle d'un « engouement pour le progrès technique »[1] pour évoquer les attentes importantes concernant les applications de la technique dans le milieu médical. Selon Canguilhem, la technique constitue une continuité à la vie. Les médicaments permettent même de prolonger la vie, grâce à la science.

Canguilhem semble octroyer à la technique la possibilité de réduire le vivant à une machine et à des mécanismes[2] – d'ailleurs, les médicaments viennent agir sur des mécanismes physiologiques pour en modifier le résultat biologique. L'auteur peut être assimilé à un vitalisme qui se situe dans un entre deux : un vitalisme fort d'un côté – soutenant qu'il existe une force vitale dictant l'ensemble des phénomènes de la vie et du corps – et un mécanisme issu de Descartes, et même d'Aristote[3] – considérant que le corps répond à un ensemble de mécanismes physico-chimiques. Le vitalisme que défend Canguilhem est celui qui affirme que le corps n'est pas réductible à ces mécanismes ; alors il n'est pas non plus réductible à la technique. Pour lui, cet engouement pour le progrès technique « privilégie la nouveauté par rapport à l'usage »[4]. La *nouveauté* renvoie à ce qui est nouveau, innovant, ce qui grâce à la technique est rendu possible. À propos des médicaments, il peut s'agir de techniques nouvelles qui permettent d'atteindre une autre dimension dans la

---

[1] Canguilhem, G., (1968) *Études d'histoire et de philosophie des sciences*, édition 1968, p.383.

[2] Canguilhem, G., (1947). *Note sur la situation faite en France à la philosophie biologique*. p.331.

[3] Canguilhem, G., (1952). *La connaissance de la vie* (2e éd.). p.134-135.

[4] Canguilhem, G., (1968) *Études d'histoire et de philosophie des sciences*, édition 1968, p.383. *Op. cit.*

guérison, la prévention ou le diagnostic. Canguilhem semble traduire cet engouement comme étant un désir avide d'obtenir un résultat qui n'était pas, jusqu'à présent, atteignable avec les techniques à disposition. Cette *nouveauté* serait donc privilégiée à l'*usage* correspondant à ce qui est réellement fait des nouvelles techniques. Canguilhem semble voir dans l'*usage*, la promesse d'une expérience ; une expérience qui permettrait d'identifier les avantages et les inconvénients des inventions techniques. Dans la recherche médicale comme dans la relation thérapeutique, l'appétence pour de nouvelles techniques – nouveaux traitements – s'inscrit dans une accélération de découvertes innovantes. Canguilhem distingue alors le *temps technique* du *temps biologique*. Le *temps technique* est celui des découvertes, de la science, tandis que le *temps biologique* appelle au vécu de chacun. Canguilhem redonne une place centrale aux êtres vivants et au vécu de leur propre corps face à la technique. Ainsi, l'engouement pour les progrès techniques empêche de tirer véritablement les leçons des expériences issues des techniques précédentes, mais met toujours l'accent sur la prochaine.

Certains auteurs affirment que « la technique instaure un monde à son image »[1]. La technique et le progrès sont le point de départ du développement de technologies pouvant repousser en permanence les limites des possibles. Aujourd'hui, la technique a franchi un palier, celui de rendre potentiellement possible une utopie, celle d'une vie sans souffrance, sans maladie, presque sans mort. Les médicaments s'inscrivent dans un ensemble plus vaste de techniques qui cherchent à repousser les limites de la condition humaine. La technique de notre société moderne semble ainsi instaurer un monde inspiré par le transhumanisme.

---

[1] Lucien Sfez, cité par Taïeb, E. (2020). Transhumanisme et santé parfaite. *Quaderni*, *99-100*(1), 125-135. https://doi.org/10.4000/quaderni.1571.

§2. Une recherche d'amélioration jusqu'au transhumanisme

La volonté de modeler le corps participe à un désir plus large, celui d'une amélioration totale de l'être humain suivant les trois lettres « FBI, pour Force, Beauté et Intelligence »[1]. Ce désir fait naitre un ensemble de recherches qui « s'oriente[nt] vers le bien-être, la qualité de vie, l'augmentation de la durée de vie, les performances de l'homme et son immortalité »[2].

L'apparition du mot « transhumanisme » semble remonter aux années mille neuf cent trente. Sa première utilisation se dispute entre l'ingénieur français Jean Coutrot et le biologiste britannique Julian Huxley. À cette époque, l'idéologie transhumaniste fait l'objet de deux inspirations différentes : l'une religieuse et l'autre laïque et scientifique. La première est incarnée par le jésuite français Pierre Teilhard de Chardin ; elle prône un « homme allant à la rencontre de Dieu »[3]. La deuxième correspond à la vision revendiquée par Huxley et cherche à atteindre un « homme dépassant la condition humaine grâce à la science et à la technique »[4]. Huxley s'appuie sur les propos de Hobbes pour décrire la vulnérabilité de l'être humain dans sa condition misérable de mortel. Il évoque alors le transhumanisme comme un moyen pour les êtres humains de se transcender : « l'homme reste l'homme, mais se transcende lui-même, en réalisant de nouvelles possibilités de sa nature humaine »[5]. Coutrot, lui, voit trois acceptions différentes à travers le préfixe *trans* du terme

---

[1] Le Gars, J. (2018). *Homme augmenté, transhumanisme en embuscade. Op. cit.*

[2] Bévière-Boyer, B. (2018). *Les recherches non-thérapeutiques sur le corps humain.* LexisNexis, acte de colloque, Droit de la famille n°6, Juin 2018, p.29-32.

[3] Dard, O., & Moatti, A. (2016). Seeking for the word « transhumanism ». *Futuribles*. https://shs.hal.science/halshs-01618448.

[4] *Ibid.*

[5] Huxley, J. (1957). *Transhumanisme*. 73-76.

transhumanisme. Cela peut renvoyer à ce qui est « traversant », ce qui est « évolutif à travers le temps [ou, ce qui surplombe] divers humanismes »[1]. Aujourd'hui, les théories transhumanistes vont bien plus loin que les visions développées par Huxley et Coutrot. Alors que le terme transhumanisme revêt actuellement une connotation à la fois fantasmatique et futuriste, les nouvelles techniques disponibles promettent non seulement de transcender les conditions de vie des humains mais aussi d'améliorer les humains, voire de les augmenter.

Même s'il existe une « galaxie aux déclinaisons floues et multiples »[2] au transhumanisme, l'objectif principal et commun à toutes différentes aspirations, est d'« augmenter considérablement les capacités intellectuelles, physiques et psychologiques »[3] de l'être humain, mais également à le « [débarrasser] du vieillissement et de la mort »[4]. Même si la deuxième idée semble loin d'être accomplie, la première compte aujourd'hui de nombreuses techniques mises à son service. Le verbe *augmenter* est défini comme le fait de « rendre plus grand, plus considérable par addition d'une chose de même nature »[5] ; augmenter l'être humain consisterait donc en théorie à le rendre meilleur, le rendre plus grand au sens figuré – au sens propre lorsqu'il s'agit de l'hormone de croissance – par des moyens qui correspondent à sa nature. Les techniques et outils utilisés à ces fins correspondent-elles à la nature de l'être humain ?

---

[1] Dard, O., & Moatti, A. (2016). Seeking for the word « transhumanism ». *Op. cit.*

[2] Déchaux, J.-H. (2019). L'individualisme génétique : Marché du test génétique, biotechnologies et transhumanisme. *Op. cit.*

[3] Bostrom, N. (2003). *The transhumanist FAQ - general introduction.* World Transhumanist Association.

[4] Taïeb, E. (2020). Transhumanisme et santé parfaite. *Quaderni, 99-100*(1), 125-135. https://doi.org/10.4000/quaderni.1571.

[5] *Augmenter—Définitions, synonymes, conjugaison, exemples | Dico en ligne Le Robert.*

Plusieurs outils sont utilisés pour améliorer et augmenter l'être humain. Les technologies émergentes et convergentes, les NBIC (Nanotechnologie, Biotechnologies, Informatique et sciences Cognitives) sont aujourd'hui à l'état d'étude et de développement. Elles constituent le principal outil sur lequel s'appuient les désirs transhumanistes. Considéré par certains comme une philosophie[1], le transhumanisme connaît déjà des applications à l'amélioration et à l'augmentation de l'être humain. Les médicaments, utilisés en vie courante et faisant partie du paysage sociétal, sont d'ores et déjà utilisés par le public dans un objectif d'amélioration[2]. L'ensemble des techniques en cours de développement et les médicaments actuellement utilisés pour augmenter l'être humain, répondent à trois modalités appréhendées à travers l'expression anglaise *human enhancement* : « l'amélioration des capacités humaines, l'amélioration de la nature humaine, et l'amélioration de soi »[3]. L'*amélioration des capacités humaines* peut se traduire par la recherche d'une amélioration des performances physiques, intellectuelles, cognitives ou bien par la recherche de l'amélioration de l'humeur, de l'augmentation de la durée de vie, etc. L'*amélioration de la nature humaine* « place le débat à un niveau philosophique, moral et politique »[4]. Enfin, l'*amélioration de soi* renvoie à une vision plus individuelle ou culturelle et notamment aux processus de normalisation – rendre le corps conforme à ce que les médecins et patients considèrent comme normal – et de réparation – restaurer, rajeunir le corps à un état

---

[1] Alexandre, L. (2011). *La mort de la mort : Comment la technomédecine va bouleverser l'humanité*. JC Lattès. p.78.

[2] *cf.* Partie 1, Chapitre 2 et 3.

[3] Bateman, S., & Gayon, J. (2012). L'amélioration humaine—Trois usages, trois enjeux. *Médecine/sciences*, *28*(10), Art. 10. https://doi.org/10.1051/medsci/20122810019.

[4] *Ibid.*

antérieur[1]. C'est à cette dernière modalité que répondent les usages et les mésusages de médicaments pour modeler et sculpter le corps, car l'amélioration de soi se traduit à travers une amélioration de l'apparence du corps. Ainsi, si les médicaments sont une technologie qui existe depuis des millénaires et si leur usage est courant en société lorsqu'il s'agit de pathologie, la généralisation de leur usage pour améliorer l'être humain semble participer à la culture transhumaniste. Ils constituent, en effet, une solution qui demande moins d'effort que de réduire la prise alimentaire et d'équilibrer l'apport nutritionnel pour maigrir ou bien que d'effectuer des exercices physiques pour avoir des muscles développés par exemple. Leur utilisation demande moins d'investissement corporel pour atteindre un idéal. Les médicaments semblent donc être une solution de « simplicité » pour les personnes qui souhaitent répondre aux idéaux corporels sans fournir d'effort. Le corps est instrumentalisé, il « disparaît dans sa matérialité »[2] au service d'idéaux[3], grâce aux outils que sont les médicaments, mais aussi au service de croyances selon lesquelles un corps beau incarne une certaine invincibilité.

Le transhumanisme illustre le désir d'échapper aux conditions auxquelles l'être humain est soumis – faiblesse, vulnérabilité et mortalité – et s'inscrit ainsi dans l'idéologie d'un surhomme que constituerait une « nouvelle espèce, plus tout à fait humaine, mais [qui risque] de dominer l'espèce humaine »[4] ; certains auteurs parlent d'une

[1] Conrad, P. (2007) The Medicalisation of Society. Baltimore: Johns Hopkins University Press ; Williams, S. (2011). *The pharmaceuticalisation of society ? A framework for analysis*.
[2] Taïeb, E. (2020). Transhumanisme et santé parfaite. *Op. cit.*
[3] Perera, É., & Gleyse, J. (2018). Introduction. Body-building et mutation du corps dans nos sociétés modernes. *Op. cit.*
[4] Le Gars, J. (2018). *Homme augmenté, transhumanisme en embuscade*. *Op. cit.*

« idéologie du remplacement »[1]. Nombreux sont les transhumanistes qui considèrent que l'humanité est vouée à la souffrance, à la vulnérabilité et au handicap. Le philosophe et culturiste anglais More écrit à ce propos :

> « Tu nous a fait vulnérables aux maladies et aux blessures. Tu nous as voués au vieillissement et à la mort – juste au moment où nous atteignons la sagesse. Tu as été mesquine dans l'étendue de ce qui a trait à la conscience de nos processus somatiques, cognitifs et émotionnels. Tu nous as limités en donnant les sens les plus affutés aux autres animaux. »[2]

Les transhumanistes se sentent diminués dans leur condition d'être humain et ont pour but ultime de faire disparaître toutes ces conditions auxquelles ils sont soumis à travers une tentative de contrôler leur évolution naturelle. Cette idéologie entretient donc un rapport étroit avec la santé, en ceci qu'elle souhaite anéantir toute souffrance, et par conséquent « "dépathologiser" le corps dès la naissance »[3]. Sur le plan juridique l'être humain augmenté, le surhumain, résultat suprême du transhumanisme, est inconnu du droit positif même si quelques barrières existent pour protéger l'être humain dans sa dignité et dans sa primauté[4]. De plus, l'érosion des principes directeurs brandis par la première loi bioéthique de 1994 semble ouvrir la voie à l'acceptation de la mise en pratique des aspirations transhumanistes[5]. Les lois et les réglementations sont mises à l'écart au profit de décisions prises au sein de l'Agence de la Biomédecine (ABM). Il semble alors qu'un « boulevard serait en train de s'ouvrir au transhumanisme

---

[1] *Testart, J., Rousseaux,* A., (2018) *Au péril de l'humain. Les promesses suicidaires des transhumanistes, Paris, Le Seuil, 2018. p.123.*

[2] More, M., (1999), *Lettre à Mère Nature, amendements pour la constitution humaine.*

[3] Taïeb, E. (2020). Transhumanisme et santé parfaite. *Op. cit.*

[4] *cf.* Partie 2., Chapitre 1., Section 1., *§1*

[5] Hermitte, M.-A., (2010-2011), La révision de la loi bioéthique à la lumière du transhumanisme.

qui s'appuie sur un certain nombre de "libertés" »[1]. Progressivement, « ce qui est rendu possible par la science ou la technique tend à s'imposer comme souhaitable et même comme un droit subjectif sous la pression de l'individualisme [...] »[2]. Le transhumanisme s'inscrit en effet dans une échelle purement individuelle qui prévaut sur le collectif. Ce qui importe c'est l'amélioration de soi-même. Il s'agit de l'« anticipation d'une réalisation de soi solitaire »[3] qui s'inscrit dans un « individualisme libéral »[4]. Les aspirations transhumanistes semblent constituer une dystopie « eugéniste [et] élitiste »[5], dont les premières étapes sont rendues possibles grâce aux avancées de la science et au développement des technologies, même si aujourd'hui de telles aspirations restent encore au stade de doctrine. Il semblerait ainsi qu'une application concrète d'idéaux transhumanistes conduirait à une « société à deux vitesses, entre humains augmentés, immortels, cognitivement supérieurs, et humains soumis à la biologie générale, bloqués à un stade antérieur de l'évolution de l'espèce »[6].

La limite est fine entre ce qui relève de la thérapeutique et ce qui relève de l'augmentation, et il est parfois difficile de distinguer le naturel de l'artificiel[7]. Pour ce qui est de la pharmacopée, ces distinctions sont compliquées à effectuer. Du fait de leur utilisation quotidienne et faisant partie

---

[1] Le Gars, J. (2018). *Homme augmenté, transhumanisme en embuscade. Op. cit.*

[2] *Ibid.*

[3] Jean-Michel Besnier, « Posthumain », in Gilbert Hottois, Jean-Noël Missa et Laurence Perbal (dir.), *Encyclopédie du transhumanisme et du posthumanisme. L'humain et ses préfixes*, Paris, Vrin, 2015, p. 107.

[4] Taïeb, E. (2020). Transhumanisme et santé parfaite. *Op. cit.*

[5] *Ibid.*

[6] *Ibid.*

[7] Thoër, C., Pierret, J., & Lévy, J. (2008). Quelques réflexions sur des pratiques d'utilisation des médicaments hors cadre médical. *Drogues, santé et société*, 7(1), 19-54. https://doi.org/10.7202/019618ar.

intégrante de la vie, le médicament tend à faire oublier qu'il relève de l'artificiel. Certains opposants au mouvement revendiquent l'idée d'une décroissance pour endiguer le transhumanisme, qui aiderait à instaurer, dans une logique d'écologie, un « équilibre entre l'homme et son environnement et la nécessité de la prudence, de la précaution, de la lenteur en matière d'innovation scientifique et technologique »[1]. Par ailleurs, sur le plan juridique, certains auteurs proposent des solutions pour établir des limites concrètes à l'élaboration des aspirations transhumanistes : d'abord l'établissement d'une définition de l'être humain pour éviter et « criminaliser les nouvelles formes de déshumanisation »[2]. Un tel projet semble presque irréalisable et quand bien même il serait possible de trouver une définition suffisamment précise et exhaustive, il conviendrait de définir comment elle viendrait interdire les modifications à visée transhumaniste effectuées sur l'être humain.

Le corps représente l'ancrage matériel et substantiel du transhumanisme. C'est à travers lui que les aspirations transhumanistes prennent forme dans la lutte contre la vulnérabilité de l'être humain. Le corps est un symbole fort de la quête d'invulnérabilité et d'invincibilité. Tout comme il est le réceptacle de la misérabilité de l'être humain, il peut incarner une solution pour la vaincre. Plus il est grand, beau et musclé, plus le corps donne l'impression de pouvoir esquiver la souffrance, la maladie et indirectement la mort. À l'inverse, un corps qui ne répond pas aux critères esthétiques sociétaux – un corps petit et gros par exemple – exhale toute la faiblesse de l'humanité qu'il incarne. Comment le corps est-il devenu aujourd'hui le lieu où se

---

[1] Déchaux, J.-H. (2019). L'individualisme génétique : Marché du test génétique, biotechnologies et transhumanisme. *Revue française de sociologie*, *60*(1), 103-115. https://doi.org/10.3917/rfs.601.0103.

[2] Le Gars, J. (2018). *Homme augmenté, transhumanisme en embuscade. Op. cit.*

cristallisent des désirs passionnés de répondre aux idéaux corporels à l'œuvre dans la société ?

Chapitre 2 : Un émerveillement sociétal de la beauté des corps, à l'origine d'une demande médicamenteuse

Le rapport à la beauté des corps varie selon les époques et les cultures. Pendant l'Antiquité, les Grecs et les Romains accordent à la beauté du corps une place capitale dans l'appréhension du corps. Ils s'inscrivent même dans une logique eugéniste puisqu'ils souhaitent supprimer tous les défauts du corps et valorisent la reproduction des « meilleurs géniteurs »[1]. La « beauté des héros épiques »[2] est mise en avant et de nombreuses œuvres représentent une beauté physique associée à la jeunesse et à la puissance qui se rapproche de « la beauté des divinités »[3]. Pour ces civilisations, la beauté réside dans les proportions et la symétrie[4], tandis que la laideur est associée « au mal, en correspondance avec les monstres, le diable, le pervers, le malade »[5]. Contrairement aux Grecs et aux Romains, les Égyptiens[6] appréhendent le rapport au corps et à la beauté d'une tout autre manière. A titre d'exemple, les marginaux – « personnages bedonnants, chauves, bossus, nains, estropiés ou malades »[7] – ne sont pas mis à l'écart. Au contraire, de nombreuses représentations de marginaux ont été découvertes et montrent la place centrale qui leur est accordée dans la société égyptienne[8].

---

[1] Damet, A. (2017). De Sparte à l'île du Soleil. Eugénisme et communauté des enfants dans les utopies de la Grèce ancienne. *Annales de Bretagne et des pays de l'Ouest*, *124-3*(3), 31-48. https://doi.org/10.4000/abpo.3690.

[2] Baroin, C. (2015). La beauté du corps masculin dans le monde romain : État de la recherche récente et pistes de réflexion. *Dialogues d'histoire ancienne*, *14*(1), 31-51.

[3] *Ibid.*

[4] *Ibid.* ; Vitruve, III, I, 1 : [...] *Proportio est ratae partis membrorum in omni opere totoque commodulatio [...].*

[5] JF. Dortier (2011) – la tyrannie de la beauté Sciences humaines 16/03/11.

[6] À l'époque de l'Égypte antique.

[7] Lhoyer, B. (2021). *Archéologies du handicap Le différent, l'infirme et le marginal en Égypte ancienne*. Les nouvelles de l'archéologie n°165, 15-20.

[8] *Cf. Figure 8, Annexe 8.*

Aujourd'hui, la société moderne attribue au corps une place particulière qui s'inscrit dans la lignée des idéaux grecs et romains plutôt qu'à ceux des égyptiens. Nous avons vu que ces idéaux sont suffisamment prégnants pour que de nombreux individus utilisent des médicaments pour atteindre plus aisément l'objectif d'un corps idéal. Nous cherchons, à comprendre comment, depuis la deuxième moitié du XIXe siècle, les idéaux corporels se sont imposés dans la société moderne (Section 1). Nous verrons ensuite comment ces idéaux de beauté s'inscrivent dans une volonté de modeler le corps, volonté qui hésite entre une recherche de bonheur, très souvent vaine ou illusoire, et un asservissement aux normes sociales (Section 2).

Section 1 : Une construction progressive des idéaux corporels au fil des décennies depuis la deuxième moitié du XIXe siècle

Les idéaux corporels « définissent ce que doivent être corporellement les femmes ou les hommes pour être considérés comme féminines ou masculins »[1]. Ces idéaux passent par l'anatomie – morphologie, proportions des différentes parties du corps, etc. – et les attributs – vêtements, bijoux, etc. Les idéaux diffèrent selon les genres : alors que le corps de la femme est considéré comme un « objet esthétique »[2], celui de l'homme est considéré comme un élément fonctionnel. Nous allons nous intéresser à l'évolution des idéaux corporels à partir des années soixante (§1). Nous verrons ensuite que les dictats sociétaux prônent une esthétique particulière qui amène à penser, à tort, qu'un corps beau, répondant aux idéaux, est un corps en bonne santé (§2).

---

[1] Cogérino, G., & Mansey, M. (2010). *Image du corps, idéal corporel et féminité hégémonique chez les enseignantes d'EPS.* Tréma, 32, Article 32. https://doi.org/10.4000/trema.1138.

[2] *Ibid.*

§1. L'évolution des idéaux corporels à partir des années soixante

Le corps est le réceptacle d'un ensemble d'exigences de la société. Il constitue l'interface entre une personne et l'extérieur ; il se donne à voir[1]. Avec le développement du capitalisme, il devient central dans la relation à l'autre si bien qu'il s'impose comme un objectif qui conditionne le mode de vie. D'un côté, le corps devient objet : il est un moyen de séduire les autres, plus le corps à voir est beau, plus il plaît. De l'autre, le corps beau et bien proportionné semble constituer une fin en soi, une quête de bonheur à travers l'atteinte de l'objectif ultime. Ainsi, au sein de la société, les dictats corporels s'imposent à (presque) tous, à la manière d'une véritable « dictature esthétique »[2].

Les années soixante marquent le « renouveau de la thématique corporelle »[3]. Le Breton parle d'une « soudaine passion pour le corps »[4]. La « culture juvénile »[5] conditionne particulièrement les mentalités. En effet, paraître jeune devient une exigence qui s'impose à tous, afin de pouvoir être valorisés dans la société. Cette exigence coïncide avec la « libération du corps »[6], notamment celui des femmes qui en prennent possession, à travers la légalisation de la contraception par exemple. Le corps est désormais « exhibé et mis en scène »[7]. Les idéaux mènent

---

[1] Tibère, L., et al. (2019). Obésité et image du corps : Quelles attitudes face au regard de l'Autre ? *Corps*, *17*(1), 243-256. *Op. cit.*

[2] Travaillot, Y. (1998). *Sociologie des pratiques d'entretiens du corps*. *Op. cit.* p. 9.

[3] *Ibid.*

[4] David Le Breton cité par Travaillot, Y. (1998). *Sociologie des pratiques d'entretiens du corps*. p. 9.

[5] Ibid. p.21.

[6] Perera, É., & Gleyse, J. (2018). Introduction. Body-building et mutation du corps dans nos sociétés modernes. *Staps*, *119*(1), 7-10. https://doi.org/10.3917/sta.119.0007.

[7] *Ibid.*

peu à peu à de plus grandes libertés individuelles, où tout un chacun, homme comme femme, devient maître de son corps. Au-delà d'en être le maître au sens d'une maîtrise du corps, chacun en est le réceptacle, en même temps que l'acteur tyrannique, d'une exigence corporelle, à la manière d'un *dictateur* de sa propre apparence.

Si la minceur s'installe aux côtés de la jeunesse comme idéal, elle s'impose dans les années soixante-dix comme « une norme drastique »[1], chez les femmes en particulier. Tout ce qui relève de la tricherie – gaines sous les vêtements par exemple – n'est plus accepté, il faut désormais se montrer tel que l'on est, à condition de répondre aux idéaux. Ce dictat de la minceur pousse même des millions de personnes à recourir à l'administration « d'anorexigènes [...], [d']extraits thyroïdiens et [de] diurétiques »[2] afin d'accélérer le processus de perte de poids. À côté de ce culte de la minceur, le culte du muscle dicte une nouvelle norme faite de muscles dessinés, saillants et développés. Le culturiste Marcel Rouet ira même jusqu'à dire que « ce sont les muscles qui procurent la vraie beauté »[3].

Les années quatre-vingt se divisent en deux parties dont le point de changement se situe en 1985. Alors que les années soixante font du corps un nouveau centre d'intérêt, les années quatre-vingt en sont la « traduction "en actes" »[4]. Au début de cette période, la « conquête de la forme »[5] devient le *leitmotiv* d'une société jalonnée d'images médiatiques qui véhiculent des représentations de corps idéaux[6], auxquels s'ajoutent désormais des dictats de mode

---

[1] Travaillot, Y. (1998). *Sociologie des pratiques d'entretiens du corps*. *Op. cit.* p. 58.
[2] *Ibid.*
[3] *Ibid.* p.58.
[4] *Ibid.* p.73.
[5] *Ibid.*
[6] *Ibid.*; Perera, É., & Gleyse, J. (2018). Introduction. Body-building et mutation du corps dans nos sociétés modernes. *Staps*, *119*(1), 7-10. https://doi.org/10.3917/sta.119.0007.

de vie. Le but ultime est d'être en forme ; cette injonction désigne « à la fois un état de disponibilité corporelle et de bien-être psychique »[1]. La forme revêt alors une double dimension « hygiénique et esthétique »[2]. Ainsi commencent à se mêler santé et beauté au sein d'une même quête. Ces deux notions deviennent liées par la responsabilité individuelle[3] de prendre soin de soi : l'individu est responsable de son apparence mais aussi de sa pathologie, « il en est l'auteur et est son propre médecin »[4].

De cette manière, l'intérêt pour son corps n'est plus considéré comme la preuve d'un narcissisme ou d'un nombrilisme. Bien au contraire, il constitue « une marque de respect pour soi et les autres »[5]. Peu à peu, les connaissances à propos de l'activité physique et de la nutrition se développent et les corps se normalisent. Grâce à la discipline et aux efforts fournis, tous les corps s'uniformisent et les personnes ayant atteint leur objectif – est-il atteignable ? – sont reconnues et valorisées dans la société.

À partir de 1985, l'effort, jusque-là valorisé dans la construction de soi par soi, laisse place au *plaisir* et à la *douceur* ; nous passons « d'un corps productif à un corps plaisir »[6]. Même si les idéaux restent globalement les mêmes, l'effort est dévalué. Il faut désormais prendre du plaisir pour atteindre un corps parfait – jeunesse, minceur, etc. Cette quête de plaisir sans effort semble être le terrain

---

[1] Travaillot, Y. (1998). *Sociologie des pratiques d'entretiens du corps. Op. cit* p.78.

[2] *Ibid.*

[3] Tibère, L., et al. (2019). Obésité et image du corps : Quelles attitudes face au regard de l'Autre ? *Op. cit.*

[4] Travaillot, Y. (1998). *Sociologie des pratiques d'entretiens du corps. Op. cit.* p.164.

[5] *Ibid.* p.102.

[6] Perera, É., & Gleyse, J. (2018). Introduction. Body-building et mutation du corps dans nos sociétés modernes. *Op. cit.*

idéal à la prise médicamenteuse à visée esthétique : pourquoi fournir un effort à travers une alimentation équilibrée ou la pratique de sports, si un médicament est capable de faire maigrir ou de développer la masse musculaire sans produire d'efforts ? Les techniques utilisées pour parvenir à ce corps parfait sont désormais plus économiques qu'ascétiques. De plus, le corps est de nouveau le réceptacle de la « "resexualisation" de la séduction »[1] et la santé s'érige en bien ultime à atteindre, elle est assimilée à « un bien social »[2] : tout ce qui peut aider pour l'atteindre est bienvenu. Du fait de scandales sanitaires et de l'apparition du SIDA, le milieu des années quatre-vingt est marqué par l'idée que le corps concentre la vulnérabilité de l'être humain. La société cherche les moyens de s'en échapper autrement que par l'effort. C'est alors que sont développés des régimes arborant des slogans comme « maigrir avec plaisir »[3], « régime sans effort »[4]. L'industrie pharmaceutique répond à la demande de minceur à travers la commercialisation de produits pour maigrir, si bien qu'en 1995, ils représentent « 10% du chiffre d'affaires des pharmaciens »[5]. C'est d'ailleurs à cette époque que les premiers médicaments donnant une sensation de satiété, et donc utilisés pour maigrir, arrivent sur le marché[6]. Il s'agit de ne plus souffrir pour atteindre un idéal corporel. Le « bien-être personnel [et] la recherche de plaisir » sont à l'honneur, ce qui explique comment les

---

[1] Travaillot, Y. (1998). *Sociologie des pratiques d'entretiens du corps. Op. cit.* p.207.

[2] Pinsart, M.-G. (2002). L'expérimentation sur l'être humain. De la nécessité de la recherche au rejet de l'objectivation médicale. *Revue Philosophique de Louvain, 100*(3), 466-499. https://doi.org/10.2143/RPL.100.3.692.

[3] Travaillot, Y. (1998). *Sociologie des pratiques d'entretiens du corps. Op. cit.* p.179.

[4] *Ibid.* p.181.

[5] *Ibid.* p.186.

[6] Nouvel Obs, Le coupe-faim de l'avenir, 11 avril 1996 ; Travaillot Y. (1998). *Sociologie des pratiques d'entretiens du corps. Op. cit.* p.190-191.

médicaments sont apparus comme une solution de choix pour atteindre un idéal corporel.

Aujourd'hui, plusieurs dictats semblent cohabiter au sein de la société. Les réseaux sociaux jouent un rôle majeur, car ils véhiculent des images de corps « parfaits », impossibles à atteindre. D'un côté, les images de corps minces et musclés sont intériorisées par les individus et ont des conséquences négatives sur l'estime de soi[1]. De l'autre, des images de corps avec des formes, comme l'a montré l'étude de la Périactine®, sont aussi transmises. Selon sa sensibilité, chaque individu se sent davantage touché et soumis à tel ou tel idéal, dont le point commun est de répondre à des désirs de séduction et de sensualité. Atteindre le corps idéal c'est pouvoir aboutir au « plaisir de se plaire et de plaire [aux autres] »[2].

Parallèlement aux images de corps idéaux, le #bodypositiv[3] montre l'apparition d'un mouvement d'acceptation de son corps tel qu'il est. Ce mouvement se développe afin de sortir de tous les dictats de minceur que la société véhicule et d'inclusion de tous les corps, quels que soient sa forme, sa couleur, sa taille, etc. Même si un tel mouvement semble prendre de plus en plus d'ampleur, il ne modifie pas encore profondément les mentalités – il est même critiqué par certains auteurs[4] – qui restent axées sur des idéaux brandis sur les réseaux et dans les médias.

Si les idéaux s'imposent autant dans la société c'est aussi que l'idée d'un beau corps a longtemps été corrélée à celle

---

[1] Fioravanti, G., et al (2022). How the Exposure to Beauty Ideals on Social Networking Sites Influences Body Image : A Systematic Review of Experimental Studies. *Adolescent Research Review*, *7*(3), 419-458.

[2] Perera, É., & Gleyse, J. (2018). Introduction. Body-building et mutation du corps dans nos sociétés modernes. *Op. cit.*

[3] Graham, S., et al. (2023). #Bodypositive surpasses 1 billion engagements. *Journal of Health Psychology*, *28*(2), 103-106.

[4] *Ibid.*

d'une bonne santé, donnant une idée plus ou moins appropriée de la manière d'avoir un corps sain.

§2. Un corps beau est un corps en bonne santé, une idée erronée

Aujourd'hui, la « beauté est spontanément liée à l'intelligence, la gentillesse, la santé, la sympathie, etc. »[1]. Pourtant ce n'est pas toujours le cas. Un corps « beau » peut ne pas être en bonne santé, tandis qu'un corps « laid » peut être en bonne santé. D'où vient cette fausse idée qu'un corps beau est bien, au sens de bonne santé ?

Le jugement de la beauté d'un corps ne répond pas à une vision commune à tous. Selon Vigarello, il n'y a « rien de plus culturel que la beauté physique »[2]. Certes, les idéaux corporels, que nous avons étudiés jusque-là, répondent à des attentes et des dictats sociétaux laissant penser que les critères établis définissent des corps beaux : « légèreté, minceur, sveltesse »[3] ; pour autant, il ne suffit pas que la société brandisse un idéal pour dire que celui-ci est l'incarnation du beau.

Kant a une approche particulière de ce qu'est le *beau*. Il distingue d'ailleurs le *beau* de l'*agréable*. L'agréable possède un lien étroit avec les sensations qui relèvent du personnel et du subjectif ; il n'y a aucune exigence à ce que cette sensation soit partagée par tous. En revanche, le beau exige un jugement universel et ne fait pas uniquement appel à la sensation, mais aussi à la raison. Il revêt, selon Kant, un caractère objectif ; pour lui, tout le monde peut se mettre d'accord sur le fait que quelque chose est beau. Le beau s'inscrit dans un plaisir désintéressé contrairement à

---

[1] Dortier, JF., (2011) – *La tyrannie de la beauté,* Sciences humaines 16/03/11

[2] « Vigarello Années folles, le corps métamorphosé », Sciences humaines, numéro spécial n°4, nov – dec 2005, cité par JF. Dortier – La tyrannie de la beauté, Sciences humaines 16/03/11

[3] Tibère, L., et al. (2019). Obésité et image du corps : Quelles attitudes face au regard de l'Autre ? *Op. cit.*

l'agréable et il présente une analogie au bien. À propos du corps, l'analogie beau/bien s'appréhende par le rapprochement fait entre un corps beau et un corps bien, c'est-à-dire en bonne santé. Cette correspondance est établie depuis bien longtemps, notamment chez les Romains qui associent « la bonne santé et la qualité du teint »[1]. À cette époque déjà, ils établissent que la « bonne santé est [indissociable] du mode de vie et du comportement »[2].

Dans notre société contemporaine, le lien beau/bien s'est renforcé à partir des années soixante avec le développement du culturisme. *Un corps beau est un corps en bonne santé* est la maxime qui s'impose. La beauté corporelle issue de l'harmonie des muscles est associée à la santé : « la base de la santé est une anatomie parfaite »[3]. Cette anatomie renvoie à la physiologie : qui dit beau, dit bon fonctionnement de l'organisme et donc bonne santé. Cette maxime conçoit que le niveau macro illustre ce qu'il se passe au niveau micro et reflète ainsi la santé ; le phénotype donnerait ainsi une idée du génotype.

Paradoxalement, les années soixante-dix ouvrent la porte à une augmentation considérable des dépenses de santé d'un côté et à une démédicalisation de la santé de l'autre[4]. Cette ambivalence semble résulter de la confrontation de besoins croissants en santé et de l'extension de la définition de la santé qui comprend désormais des champs d'intervention plus larges, parfois même non médicaux. Cette décennie connaît effectivement, d'une part une « demande toujours plus importante de

---

[1] Baroin, C. (2015). La beauté du corps masculin dans le monde romain : État de la recherche récente et pistes de réflexion.

[2] *Ibid.*

[3] Travaillot, Y. (1998). *Sociologie des pratiques d'entretiens du corps. Op. cit.*p.32.

[4] *Ibid.* p.50.

santé »[1] des individus qui souhaitent prendre soin de leur corps et de leur santé. Les idéaux corporels s'accompagnent d'injonctions médicales à travers une médecine au service de dictats et qui apporte un œil d'expert sur l'impact des pratiques sur la santé. C'est le cas, d'une part, de l'alimentation, où sont associés « le fait de "manger pour être en bonne santé" et celui de "manger pour être beau" »[2]. D'autre part, l'élargissement de la définition de la santé[3], donne la possibilité d'intervenir dans une multitude de champs qui ne sont plus purement médicaux, notamment le champ social et spirituel.

Dans les années quatre-vingt, la *forme* joue un rôle prépondérant dans l'établissement du lien entre la santé et la beauté physique. Le triptyque santé-diététique-apparence est rapidement établi à travers la mise en place de règles diététiques et la commercialisation de « produits diététiques spécifiques pour l'effort »[4]. Un corps en forme est un corps beau *et* en bonne santé : « Pas de beauté sans santé. Pas de santé sans exercice »[5]. Cette idée envahit les mentalités.

Pourtant, cette maxime n'est pas complètement vraie. Si elle peut se révéler juste dans certaines situations, elle s'avère fausse dans d'autres. En effet, certaines maladies ou handicaps sont invisibles et ne portent pas de marque sur le corps. C'est le cas de certaines maladies chroniques – diabète, maladie de Crohn, maladies cardiovasculaires, cancer[6], fibromyalgie[7] –, les handicaps sensoriels – surdité,

---

[1] *Ibid.* p.49.

[2] Tibère, L., et al. (2019). Obésité et image du corps : Quelles attitudes face au regard de l'Autre ? *Op. cit.*

[3] *cf.* celle donnée par l'OMS.

[4] Travaillot, Y. (1998). *Sociologie des pratiques d'entretiens du corps. Op. cit.* p.155

[5] Tiraud, F., (1987), cité par Travaillot, Y., p.84.

[6] Aubry, R. (2020). Qu'est-ce que guérir du cancer veut dire ? *Cancer(s) et psy(s)*, *5*(1), 117-121.

[7] Schwob, M. (2011). *Lutter contre la fibromyalgie : Douleurs musculaires et fatigues chroniques : reconnaître et traiter une maladie invisible.* Groupe

cécité, etc. – les troubles psychiques – dépression, bipolarité, schizophrénie, etc. – et les troubles cognitifs[1]. Il convient d'admettre qu'un corps peut paraître complètement sain à l'échelle phénotypique, alors qu'il souffre à une échelle cellulaire ou moléculaire. À l'inverse, nous avons vu que 30% des personnes obèses étaient en bonne santé[2], ce qui signifie que si l'apparence des personnes obèses laisse à penser que leur santé est mauvaise, ce n'est pas toujours le cas. Par ailleurs, les stéréotypes de minceur, véhiculés par les médias et les réseaux sociaux ne constituent pas non plus une garantie de santé. Des corps trop minces peuvent être des corps dénutris dont la santé est menacée. D'abord, la maigreur est souvent le résultat de troubles du comportement alimentaire identifiés parmi les troubles psychiatriques ; ensuite elle peut être à l'origine de troubles physiologiques sur « tous les systèmes d'organes »[3] : troubles cutanés, cardiovasculaires, endocriniens, hématologiques, musculosquelettiques, etc.

Un corps qui répond aux idéaux de la société ne garantit donc pas une bonne santé et inversement, un corps qui n'y répond pas n'est pas forcément en mauvaise santé. Malgré tout, l'illusion de santé à travers un corps beau existe et semble être pris entre une quête de bonheur et une contrainte aux normes sociales.

Robert Laffont.

[1] Maladies invisibles : Quel impact psychologique ? (2021, avril 7). *HEROIC santé*.

[2] Wedell-Neergaard, A.-S., et al. (2018). Low fitness is associated with abdominal adiposity and low-grade inflammation independent of BMI. *PLOS ONE*, *13*(1), e0190645.

[3] Hepp, U., & Milos, G. (2010). *Troubles alimentaires, une introduction*. Forum Medical Suisse, 2010;10(48):834–840.

Section 2 : Modeler le corps, entre quête de bonheur et norme sociale

Nous venons de voir comment la beauté du corps pouvait être apparentée à la santé et *vice versa*. Le désir de santé, qui surgit progressivement à partir des années soixante-dix, se retrouve lié, à partir de 1985, à une volonté de prendre du plaisir pour être en bonne santé. Une étude a été menée par le Haut Comité de santé publique en 1992 puis 1997[1] et montre comment la population appréhende la santé[2]. La question posée à la population cible était : « Pour vous, une bonne santé, est-ce ? », à laquelle six critères devaient être évalués selon qu'ils participaient *pas du tout*, *un peu* ou *beaucoup* à la santé : *prendre plaisir à la vie*, *pouvoir faire ce que l'on veut*, *ne pas être malade*, *ne pas souffrir*, *ne pas avoir besoin de consulter un médecin*, et *vivre vieux*. En 1992 et 1997, plus de 80% des répondants considèrent que les deux premiers critères *prendre plaisir à la vie* et *pouvoir faire ce que l'on veut* sont des indicateurs les plus importants de bonne santé. Ces données reflètent bien la mentalité de la population à partir de 1985, qui considère le plaisir et la liberté plus importants que *ne pas souffrir*, *ne pas avoir besoin de consulter un médecin* ou encore *vivre vieux*. Nous observons également l'évolution de l'appréhension des critères entre 1992 et 1997. Les deux critères les plus importants restent à peu de choses près stables – toujours supérieur à 80% pour les deux critères évoqués. Ils sont rejoints en 1997 par le critère *ne pas être malade* dont 82% des gens considèrent qu'il constitue un indicateur important de bonne santé. Cette observation confirme les peurs croissantes de la maladie imputable aux différents scandales sanitaires et à la pandémie de SIDA

---

[1] *cf.* Tableau 9, Annexe 9.

[2] La santé en France 1994-1998, Haut Comité de Santé Publique, La Documentation française – Paris, 1998, ISBN : 2-11-004146-3. Disponible à l'adresse file:///Users/josephine/Downloads/hc001035-1.pdf.

notamment. Cette étude crée le lien entre santé et plaisir et occupe une place normative dans l'appréhension du lien entre ces deux notions. À cette image, la quête de corps parfaits semble être un parallèle idéal pour une quête de bonheur sans fin (*§1*). Pourtant au-delà de la recherche de bonheur, ces idéaux corporels semblent s'imposer à tous et ils s'inscrivent parmi les normes sociales auxquelles tout le monde est soumis (*§2*).

§1. La recherche d'un corps idéal, une quête aliénante du bonheur ?

Le bonheur est une notion philosophique controversée au sein de la communauté des philosophes depuis l'Antiquité. Toute personne souhaite être heureuse dans sa vie. Le bonheur pourrait être alors défini comme l'ultime bien de toute vie. Si tout le monde s'accommode de cette définition, personne ne s'accorde sur ce dont il s'agit exactement, c'est-à-dire sur la *chose* qui se cache derrière le mot. Or, au sens philosophique du terme, la *chose* se distingue de l'*objet* car elle est insaisissable. Elle se situe sur un plan anontologique tandis que l'objet se situe sur un plan ontologique, socle sur lequel les objets existent et constituent des « étants ». La première question se situe donc ici : si le bonheur est une chose, au sens philosophique, est-il atteignable ?

Le bonheur peut être considéré comme un état comparable à la joie ou au plaisir ou bien comme un idéal. Le bonheur ne peut être appréhendé sans parler de la notion de désir et de plaisir. Platon voit à travers le désir le manque de l'objet désiré : « *Celui qui désire, désire une chose qui lui manque et ne désire pas ce qui ne lui manque pas* »[1]. Une personne qui possède déjà un corps répondant aux critères de beauté n'a pas le désir d'avoir un corps idéal puisqu'elle le possède déjà. Le désir de ce que nous n'avons

[1] Platon, *Le banquet*, dans *Œuvres complètes*, *op. cit.*, iv, iiie partie, 1929, 200a.

pas engendre de la souffrance. Nous pourrions donc penser qu'une fois satisfait, le désir conduit au bonheur. Pourtant, Schopenhauer considère qu'il ne s'agit pas du bonheur mais de l'ennui, car une fois satisfait, le désir arrête la jouissance. Le bonheur serait donc ce qui n'est pas réel, ce qui n'existe que dans l'imagination, ce qui ne peut être atteint – Kant le décrit d'ailleurs comme un « idéal de l'imagination »[1]. Ainsi, le bonheur constitue-t-il un désir puisqu'il est manquant. Pascal considère que l'Homme souffre de ne pas pouvoir atteindre le bonheur : il ne se suffit pas à lui-même et met en place des moyens pour se divertir afin d'échapper à ses maux – angoisse et ennui – ainsi qu'aux conditions humaines – faiblesse, misère et mortalité. Selon lui, c'est pour cette raison que naît le divertissement, comme une tentative d'oubli de ce qui fait sa souffrance. Une manière d'atteindre le bonheur serait alors d'accepter ses maux et les conditions de l'être humain. Qu'en est-il du plaisir ?

Le plaisir est expérimenté par chacun de nous. Au-delà de l'absence de souffrance et de la satisfaction d'une absence, il semble plutôt constituer une puissance de jouir de quelque chose, qui ne manque pas forcément. Épicure et Spinoza soutiennent que le plaisir est le bien premier sans lequel le bonheur, bien souverain, ne peut exister[2]. Cependant, il faut prioriser les plaisirs et ne satisfaire que ceux qui sont essentiels, afin de pouvoir atteindre le bonheur. Épicure distingue trois types de désirs pour déterminer les plaisirs à assouvir : les désirs naturels et nécessaires (manger, boire, etc.), les désirs naturels non nécessaires (sexualité, plaisir, etc.) et les désirs non-naturels et non nécessaires (vanité, ambition, etc.). Par ailleurs, il sépare le *plaisir en mouvement* et le *plaisir en repos*. Le

[1] E. Kant, *Fondements de la Métaphysique des mœurs* (1785), Deuxième section : "Passage de la philosophie morale populaire à la Métaphysique des moeurs", trad. V. Delbos, Delagrave, 1999, p. 131-132.

[2] Le « plaisir est le commencement et la fin de la vie heureuse », Épicure, *Lettre à Ménécée*, traduction de M. Solovine, Hermann & Cie, 1925.

plaisir en mouvement est un plaisir qui comble un manque et donc une souffrance, tandis que le plaisir en repos existe quand il n'y a aucun manque. Il s'agit d'un plaisir constitutif à la vie : « Une fois cet état réalisé en nous, toute la tempête de l'âme s'apaise, le vivant n'ayant plus à aller comme vers quelque chose qui lui manque, ni à chercher autre chose par quoi rendre complet le bien de l'âme et du corps »[1]. L'absence de souffrance du corps – *aponia* – et de l'âme – *ataraxie* – constitue ainsi le bonheur ; le bonheur est le plaisir en repos de l'âme et du corps. Selon les épicuriens et les stoïciens, la quête perpétuelle de bonheur, à travers une accumulation de plaisirs et de satisfactions de désirs, est une sorte d'aliénation. Cependant, si le bonheur ne se possède pas, il ne suffit pas d'être ou d'avoir pour l'atteindre. Le bonheur s'inscrit dans un agir. C'est ce qu'avance Montaigne à travers l'idée qu'il ne sert à rien de vivre pour jouir du résultat d'actions, mais qu'il faut vivre pour les actions elles-mêmes : c'est le plaisir à l'état pur, dépourvu d'ennui, d'angoisse et de manque qui mène au bonheur. Le « bonheur comme lorsque l'on n'attend plus »[2]. Pour Rousseau, une manière d'y parvenir serait de vivre le moment présent à l'aide de la conscience, qui donne un sens à ce que l'on vit.

Alors que la société occidentale moderne est qualifiée d'« âge du bonheur de masse »[3], la recherche d'un corps parfait semble constituer un désir non-naturel et non nécessaire selon la théorie épicurienne, car « sous des motifs apparemment futiles d'embellissement se cache le désir vital d'être reconnu »[4]. Autrement dit, le besoin de reconnaissance semble s'inscrire dans une quête infinie de

---

[1] *Ibid.*

[2] Comte-Sponville, A., (1984) *Traité du désespoir et de la béatitude* – PUF Quadrige.

[3] Lipovetsky, G. (1992), cité par Travaillot, p.155.

[4] Bruchon-Schweitzer, 1989, cité par Travaillot, *Sociologie des pratiques d'entretien du corps*, 1998, p.165.

bonheur, au sens des épicuriens et des stoïciens, à travers le modelage du corps. Le modelage conduit rarement à une satisfaction car il s'agit d'une « perpétuelle et incessante quête de l'insaisissable »[1], si bien qu'elle en devient aliénante. Le corps parfait n'existe jamais – quand bien même le corps idéal serait atteint, il est éphémère – et les individus qui le cherchent se prêtent à une poursuite sans fin. Par ailleurs, l'exigence d'un corps parfaitement musclé semble répondre à un désir de compenser la vulnérabilité de l'être humain, de la combattre même et de la vaincre. Ainsi, vouloir atteindre un corps parfait est une illusion de bonheur. Inaccessible, cette recherche reste ancrée dans un fantasme et semble presque rendre les personnes esclaves de désirs qui ne peuvent exister dans la réalité. C'est ce que défendent Adorno et Horkheimer lorsqu'ils affirment que le « corps est raillé et rejeté comme la part inférieure et asservie de l'homme et en même temps objet de désir comme ce qui est défendu, réifié et aliéné »[2]. La place du corps dans la société est encline à une ambivalence « amour-haine »[3] qui entraine, d'une part une réelle libération, et d'autre part un « effort et [une] surveillance perpétuelle de soi »[4].

Ce désir d'embellissement corporel est souvent comparé au mythe de Narcisse, à travers la valorisation de la beauté physique emprunte d'un certain égoïsme et d'une certaine vanité. Pourtant cette aliénation semble aussi se rapprocher du mythe de Sisyphe. Lorsqu'une personne parvient à un objectif corporel, il s'effectue en permanence une remise en question de l'objectif poursuivi. La personne est prise entre,

[1] Travaillot, Y. (1998). *Sociologie des pratiques d'entretiens du corps*. *Op. cit.* p.13

[2] Horkheimer et Adorno, 1974, p. 251, cités par Travaillot, *Sociologie des pratiques d'entretien du corps*, 1998, p.154.

[3] *Ibid.*

[4] Détrez, C. (2002), La construction sociale du corps, Paris : Seuil, p.203.

d'un côté « l'angoisse de ne pas réussir »[1], et de l'autre l'aspect éphémère d'un corps sculpté, le plaçant dans une posture ambivalente de vouloir atteindre des sommets sans jamais y parvenir. Ce but ultime, jamais atteint de manière pérenne, serait le bonheur. Néanmoins, cette quête n'est qu'illusion de bonheur, ou du moins un bonheur de courte durée – en ce cas, peut-on parler de bonheur ? Cette quête effrénée prend en réalité place dans un engrenage normatif lié à la pression sociale.

§2. Un idéal corporel pris dans les mailles d'une norme sociale impérieuse

Le corps tel qu'il est appréhendé aujourd'hui est le résultat d'une construction sociale et culturelle qui prend son origine à partir du Moyen-Âge[2]. Depuis lors, différentes normes corporelles s'imposent selon les époques et les cultures. Les idéaux corporels actuels sont le reflet d'une société moderne où cohabitent le culte de la minceur, de la performance et de la jeunesse. Comment ces normes s'imposent-elles aux individus d'une société ? Quels échos ont-elles sur les plans collectif et individuel ?

L'acception la plus souvent admise de la normalité est l'« appartenance au groupe de ceux qui ne sont ni stigmatisés ni stigmatisables »[3]. Autrement dit, la normalité est tout ce qui n'est pas à la marge des comportements ou des caractéristiques les plus fréquemment admis par un groupe d'individus. Pour cette raison, la normalité est souvent évaluée à travers les statistiques et s'appréhende à travers des fréquences d'occurrences. Elle se définit à travers les valeurs situées à un ou deux écart-types de la

---

[1] Guillaume Vallet, *Tous musclés—Culture et pop.* (2022). ARTE. *Op. cit.*

[2] Vigarello, G., (1978), *Le corps redressé*, éditions du Félin, histoire et société, 2018 : p.15.

[3] Guerci, A. (2007). *Normalité, norme, normativité. Anthropologie physique des corps-autres*. Corps normalisé, corps stigmatisé, corps racialisé. p.57-75.

moyenne d'une distribution normale[1]. Ces valeurs statistiques permettent de distinguer ce qui est normal, sans pour autant affirmer que ce qui n'est pas normal est anormal. Pourtant, alors qu'elle n'a pas, à l'origine, une dimension normative, force est de constater qu'elle finit par dicter une norme et que toutes les valeurs situées à plus de deux écarts-types de la moyenne finissent par être perçues comme une anormalité. L'anthropologie médicale cherche à comprendre la notion de norme à travers les cultures, et tente ainsi d'aller au-delà du réductionnisme normatif de la médecine traditionnelle. Elle cherche à concevoir la santé dans un contexte « constamment [modifié] par l'expérience, par la biographie individuelle, par la culture d'appartenance »[2]. La norme doit donc être prise en compte dans une acception plus globale, celle de la société. Foucault parle de « société de normes »[3] pour parler de l'impact de ces normes dans l'ensemble de la société, c'est-à-dire dans « tous les aspects de l'existence, qu'ils soient privés ou publics, individuels ou collectifs »[4]. Comme d'autres auteurs, il décrit le glissement d'une société où les normes à l'œuvre sont juridiques, basées sur la loi, à une société basée sur un autre type de norme : celle régie par la « distinction permanente entre le normal et l'anormal »[5]. Le corps est le réceptacle de cette distinction, puisqu'il se prête à voir.

Merleau-Ponty accorde au *corps vécu* une subjectivité et une transcendance, traditionnellement attribuées à l'esprit ou à la conscience. La transcendance accordée au corps le conçoit en tant que sujet et non en tant qu'objet : « en tant

---

[1] *Ibid.*

[2] Guerci, A. (2007). *Normalité, norme, normativité. Anthropologie physique des corps-autres. Op. cit.*

[3] Foucault, M. (1974). *Crise de la médecine ou de l'anti-médecine ? Op. cit.*

[4] Sabot, P. (2016). De Foucault à Macherey, penser les normes. *Methodos. Savoirs et textes, 16.*

[5] Foucault, M. (1974). *Crise de la médecine ou de l'anti-médecine. Op. cit.*

que sujet, le corps est orienté au-delà de soi-même, vers les possibilités du monde »[1]. À travers la notion de « corps propre »[2], Merleau-Ponty fait appel à l'expérience humaine, personnelle, individuelle, faite du corps, en opposition au corps physique et matériel des réductionnistes. L'immanence des normes s'oppose à la transcendance, en ceci qu'elle vient faire du corps un objet, l'objet des normes. À l'image de l'*existence corporelle féminine* développée par Young, les corps normés selon les idéaux corporels semblent perdre leur transcendance en même temps qu'ils « s'enracine[nt] dans l'immanence »[3]. Le corps du sujet devient alors objet de normes insidieuses auxquelles il répond sans s'y soumettre vraiment.

Macherey identifie deux types de forces pouvant participer à l'établissement de normes : le *pouvoir* et la *puissance*[4]. Le pouvoir constitue la force extérieure qui s'exerce sur l'individu, tandis que la puissance est la force immanente à l'individu, c'est-à-dire que la force issue du sujet est à la fois la cause et l'effet de la puissance. Pour cet auteur, les normes dont parlent Canguilhem et Foucault sont issues de la puissance et non du pouvoir : « Ce n'est pas la vie qui est soumise à des normes, celles-ci agissant sur elle de l'extérieur ; mais ce sont les normes qui, de manière complètement immanente, sont produites par le mouvement même de la vie »[5]. Autrement dit, les normes

---

[1] Young, I. M. (1980). *Lancer comme une fille, une phénoménologie de la motilité, de la spatialité, et du comportement corporel féminins.* Human Studies, vol. 3, n°2, p.137-156.

[2] Merleau-Ponty, M. (1945). *Phénoménologie de la perception.*

[3] Young, I. M. (1980). *Lancer comme une fille, une phénoménologie de la motilité, de la spatialité, et du comportement corporel féminins. Op. cit.*

[4] Doublet, L. (s. d.). *De Canguilhem à Foucault, la force des normes, de Pierre Macherey : Présentation* ; Macherey P., *De Canguilhem à Foucault, la force des normes.* La Fabrique Éditions, « Hors collection », 2009, ISBN : 9782913372962. URL.

[5] Macherey, P. (2009) *De Canguilhem à Foucault, la force des normes.* La Fabrique Éditions, « Hors collection ». p.6.

ne constituent pas une pression extérieure auquel chaque individu est soumis, mais bien une contrainte inhérente à chacun d'eux. Ainsi, le sujet occupe une double place ; il est à la fois résultat et objet de la norme[1]. D'ailleurs, il n'existe pas avant la norme, « il constitue le tout premier résultat de son action »[2]. La norme s'impose donc avant que le sujet n'existe et elle s'impose « en douceur »[3]. Si la norme s'immisce sans contrainte, nous pourrions croire qu'il s'agit d'une manipulation. En réalité, Macherey explique qu'il s'agirait alors « d'une manipulation sans manipulateur »[4]. Les sujets sont « piégés, hypnotisés et comme pétrifiés par les normes »[5]. Contrairement aux lois, les normes ne relèvent pas du réel mais du virtuel, c'est-à-dire qu'elles « sollicitent, […] proposent, […] incitent » plutôt qu'elles n'imposent, n'obligent ou ne contraignent. Cela signifie que la réponse à la norme varie selon chaque personne. Finalement, la norme dépendra de la personne qui la reçoit. À la manière du surmoi décrit par Freud, tout individu se dicte à soi-même ses propres normes, ses propres règles d'existence. Pour cette raison, la norme s'inscrit dans une certaine liberté ; les individus « sont amenés à assumer en acte »[6] la norme. Plus simplement, ce sont eux qui décident d'emprunter la voie des normes ou bien un autre chemin. Les normes ne s'imposent pas de manière violente ni explicite, « nul n'a besoin de [les] connaître »[7] – les lois si – mais elles relèvent de l'évidence. Elles s'imposent tel un « silence assourdissant »[8]. La liberté qui résulte du choix de suivre ou non les normes s'inscrit

[1] Macherey, P. (2014). *Le sujet des normes*. Édition Amsterdam.
[2] *Ibid.*
[3] *Ibid.*
[4] *Ibid.*
[5] *Ibid.*
[6] *Ibid.*
[7] *Ibid.*
[8] *Ibid.*

dans une autonomie plutôt qu'un libre arbitre, puisqu'il s'agit pour le sujet de poser ses propres règles, ses propres normes. Le courant déterministe considère que les êtres humains ne sont pas libres et qu'ils sont déterminés par un ensemble d'évènements extérieurs[1].

A contrario, Kant considère que l'être humain est capable d'imposer sa volonté, c'est ce qui le rend libre. Ainsi, les normes peuvent être vécues comme des contraintes à la liberté ou bien la liberté même du sujet de choisir auxquelles il souhaite répondre. Il est difficile de distinguer l'origine sociale ou personnelle d'une volonté de posséder un corps idéal[2]. La part sociale dépend d'un ensemble multiple de facteurs : âge, genre, catégorie socio-professionnelle, etc., et la part personnelle est peut-être encore plus complexe. Il est donc compliqué d'évaluer la réelle liberté de choix à se conformer aux normes corporelles.

Avant d'être une recherche de bonheur, chaque individu souhaite se conformer à la norme à travers le désir d'un corps idéal. Se conformer à une norme c'est aussi pouvoir atteindre le bonheur, certains individus sont heureux lorsqu'ils entrent dans la norme. *A contrario*, être hors norme peut être à l'origine de souffrance, allant à l'encontre du bonheur. Il ne s'agit donc pas en soi d'un problème de vouloir se conformer et répondre à des critères de normalité. Cependant, cette quête devient aliénante lorsqu'elle est réalisée sans prise de recul sur le phénomène global ou lorsque l'objectif poursuivi n'est pas atteignable.

Nous avons vu, par ailleurs, que les cas de mésusage de médicaments à visée de modelage du corps s'inscrivaient dans un double phénomène de normation et

---

[1] Exemple : l'influence de l'inconscient décrite par Freud, l'influence de la société décrite par Marx.

[2] Etile, F. (Éd.). (2008). Normes sociales de corpulence et politiques nutritionnelles. *INRA Sciences Sociales*. https://doi.org/10.22004/ag.econ.133230.

de normalisation. Au cours du temps, la normalisation occupe une place de plus en plus importante dans l'utilisation de médicaments pour sculpter le corps. Sur le plan de la sécurité sanitaire, il s'agit d'un avantage, puisque la réglementation permettra d'encadrer réellement les usages de ces substances. Cependant, au niveau social, nous condamnons le phénomène de banalisation de la commercialisation de médicaments dont les buts ne sont plus réellement thérapeutiques et médicaux, mais suivent des désirs de répondre aux dictats corporels de la société. Nous inscrivons en effet notre réflexion à l'échelle globale de la société. Permises par les progrès de la science et de la médecine, les évolutions juridiques à propos de la finalité médicale, et la définition du médicament, changent le paradigme et mènent vers l'acceptation collective de la mise en place d'outils et de techniques pour augmenter l'être humain. Le corps est le réceptacle des aspirations transhumanistes et constitue la clef de voûte de leur aboutissement. L'encadrement de médicaments pour sculpter le corps, outils appartenant au paysage sociétal depuis des millénaires, semble constituer une des premières étapes vers une société transhumaniste. Les assises juridiques et techniques de telles pratiques reflètent une certaine acceptation sociétale de l'utilisation de médicaments pour modifier l'apparence des corps. C'est aussi le reflet d'une société qui ne supporte pas la laideur de l'être humain, image de sa vulnérabilité. Il semble s'agir ainsi d'un eugénisme esthétique *a posteriori*, c'est-à-dire une sélection des individus après leur naissance selon des critères d'une normalité déterminée par la société. Nous pourrions alors imaginer une société qui n'accepte plus que les personnes qui répondent aux critères de beauté des idéaux corporels véhiculés en son sein. Quel serait alors le sort de tous les autres ? Les pratiques de modelage du corps renseignent sur la volonté de contrôler tout ce qui n'est initialement pas contrôlable – en l'occurrence la fatalité et la finitude de l'être humain – et reflète une tendance commune à accepter ce qu'il est techniquement possible de réaliser. L'ensemble de ces pratiques s'inscrit dans une volonté de contrôler le corps et l'ensemble-des mécanismes auquel il est soumis. Par conséquent, ces pratiques semblent renvoyer à une logique de biopouvoir.

Chapitre 3 : L'offre de l'industrie par la pharmaceuticalisation de l'apparence physique, un exemple moderne du biopouvoir

La pharmaceuticalisation correspond à « la façon dont des moments de la vie deviennent des opportunités pour l'industrie pharmaceutique »[1]. Autrement dit, elle correspond à l'invention de produits en réaction à des évènements auxquels nous sommes confrontés au cours de la vie. À l'image de l'extra-médicalisation[2], nous tenterons de développer l'idée d'une extra-pharmaceuticalisation (Section 1). Nous verrons ensuite comment cette pharmaceuticalisation participe au contrôle des corps à travers la science (Section 2).

Section 1 : De l'extra-médicalisation à l'extra-pharmaceuticalisation

À partir des années soixante, la médicalisation est perçue « comme "la transformation des conditions humaines en troubles traitables" »[3]. Foucault l'a particulièrement étudiée et il développe l'idée d'un processus complexe prenant son origine aux XVIIe et XVIIIe siècles. L'étude de la vision foucaldienne de la médicalisation nous permettra de mieux comprendre le concept d'extra-médicalisation, puis d'expliquer sous un angle foucaldien ce qu'est la pharmaceuticalisation et par extension l'extra-pharmaceuticalisation (*§1*). Ces différents concepts participent au contrôle des corps, si bien qu'à travers le temps, les corps sont disciplinés et redressés (*§2*).

---

[1] Collin, J., & David, PM., (2016). *Vers une pharmaceuticalisation de la société ? - Le médicament comme objet social*. 41.

[2] *cf.* Partie 1, Chapitre 1, Section 1, *§1*.

[3] Collin, J., & David, PM., (2016). Citant CONRAD, P. (2007). *The Medicalization of Society: On the Transformation of Human Conditions into Treatable Disorders*, Baltimore, Johns Hopkins University Press.

§1. Une vision foucaldienne de l'(extra)pharmaceuticalisation

L'industrie pharmaceutique s'est développée sur le modèle de systèmes disciplinaires normalisés développés par Foucault[1], comme l'ont fait les hôpitaux, les écoles ou encore l'armée. La particularité de l'industrie pharmaceutique réside dans sa collaboration au système de santé. Elle est le fruit d'une longue évolution[2]. Lorsque le savoir est encore entre les mains des clercs, les remèdes sont fabriqués à petite échelle dans les laboratoires des apothicaires selon la demande immédiate des patients. À partir du XVIIIe siècle, au sein des hôpitaux, les traitements sont peu à peu inscrits dans des registres qui permettent d'identifier ceux qui sont les plus efficaces. C'est au XIXe siècle que la pharmacie connaît ses premiers grands bouleversements[3]. Face à la découverte de nouvelles molécules, à leur intérêt pour les patients et aux demandes croissantes, il devient essentiel de mettre en place une standardisation de la production des médicaments. Cette standardisation ne peut se faire qu'avec la mise en place d'un processus industriel. L'accumulation de découvertes pharmaceutiques façonne le nouveau paysage de la production industrielle de médicaments. Il devient essentiel de garantir « l'homogénéité, l'origine et la pureté » [4] des substances produites. Progressivement les pratiques industrielles se normalisent à travers l'acquisition de savoir-faire scientifiques et les industries deviennent des endroits où règnent des systèmes disciplinaires qui contrôlent les moyens les plus efficaces pour obtenir des médicaments de qualité. Passant des apothicaires aux

---

[1] *cf.* paragraphe suivant, (*§2*).

[2] Bonnemain, B. (2016). Histoire de l'industrie pharmaceutique en France : De la liberté à la liberté surveillée (1800 à nos jours). *Debater a Europa*, *14*, Article 14. https://doi.org/10.14195/1647-6336_14_2.

[3] *Ibid.*

[4] *Ibid.*

pharmaciens, les médicaments sont aujourd'hui produits en majorité par l'industrie pharmaceutique.

Pour ces raisons, il n'est pas possible d'appréhender le processus de pharmaceuticalisation sans étudier l'histoire de la médicalisation développée par Foucault. Il s'agit de l'élaboration de la « médecine moderne », telle que nous la connaissons aujourd'hui, « c'est-à-dire [une médecine] scientifique »[1]. Foucault distingue trois types de médecine, aujourd'hui retrouvés au sein de la médecine moderne.

La « médecine d'État »[2] apparaît au XVIIIe siècle en Allemagne, alors appelée la Prusse, et qui était constituée d'une myriade de royaumes, de « quasi-États »[3], rendant le commerce complexe et soumis à toutes les frontières qui les délimitaient. Après la découverte des Amériques, le commerce mondial prend une autre tournure. L'Europe devient la première puissance mondiale, grâce à l'exploitation du nouveau continent. Envieux de cette économie flamboyante, les commerçants de Prusse, classe bourgeoise dont la « progression économique [est] bloquée au XVIIe siècle »[4], intègrent la bureaucratie. Leur objectif est de transformer la Prusse en un État de droit où les lois sont communes pour tous les quasi-États qui la composent. Ils utilisent alors la médecine comme vecteur de la création d'une identité prussienne. Les corps des individus les intéressent car, « par leur réunion, [ils] constituent l'État »[5] qu'ils souhaitent créer. Les médecins deviennent des outils pour créer cette identité. La médecine se bureaucratise et se mêle de la création d'un État.

---

[1] Foucault, M. (1974). *Histoire de la médicalisation.* Hermès, La Revue 1988/2 (n° 2), p. 11-29.

[2] *Ibid.* p.16.

[3] *Ibid.*

[4] *Ibid.*

[5] *Ibid.* p.19.

La « médecine urbaine »[1] nait en France au XVIIIe siècle avec l'idée qu'il est possible d'améliorer la santé de la population grâce à un aménagement urbain. Lorsque le capitalisme apparaît, une nouvelle classe sociale, le prolétariat, occupe les villes. Les conditions de vie et la santé de ces populations sont déplorables : les villes deviennent un lieu dangereux. Dans un contexte de « peur urbaine »[2], des politiques imaginent un assainissement des villes afin d'endiguer la propagation des maladies. Les cimetières sont déplacés en dehors des villes, « l'eau [et] l'air » sont contrôlés ; les emplacements de services publics, comme « [les] fontaines, [les] égouts, [les] pompes, et [les] lavoirs fluviaux » sont redéfinis afin « [d']éviter l'infiltration des eaux sales dans les fontaines d'eau potable »[3]. Les médecins s'occupent de l'urbanisation. Ils coopèrent désormais avec d'autres sciences ; en association avec la chimie, la médecine donne naissance à la pharmacie. La médecine « n'est pas réellement une médecine de l'homme, du corps et de l'organisme, mais une médecine des choses : de l'air, de l'eau, de la décomposition, des fermentations ; c'est une médecine des conditions de vie du milieu d'existence »[4].

La « médecine de la force de travail »[5] naît en Angleterre. La bourgeoisie craint le prolétariat. Pour garantir sa force de travail, et afin de se protéger de ces populations, elle décide de financer les soins dont celles-ci ont besoin : « l'idée d'une assistance fiscalisée, d'une intervention médicale [constitue] un moyen d'aider les plus pauvres à satisfaire les besoins de santé que la pauvreté leur interdisait d'espérer »[6]. La sécurité sociale est alors mise en

---

[1] *Ibid.*
[2] *Ibid.* p.21.
[3] *Ibid.* p. 24.
[4] *Ibid.* p. 25.
[5] *Ibid.* p. 26.
[6] *Ibid.* p. 27.

place. Elle garantit la possibilité, pour les personnes les plus démunies, d'être soignées, afin de préserver la main-d'œuvre qu'elles constituent.

À travers la notion de médicalisation, Foucault nous permet de comprendre que, depuis le XVIIIe siècle, la médecine s'est progressivement mêlée de domaines qui ne la concernaient pas initialement. La mise en place d'une médecine moderne, basée sur la science, n'est possible que si la médecine s'attèle à régler d'autres problèmes que ceux liés au soin. Cette médicalisation permet à la médecine de progresser de manière colossale. Elle représente un avantage important dans la prise en charge des patients et de leurs pathologies. La base désormais scientifique de la médecine et son association avec d'autres domaines, lui permettent d'appuyer des découvertes essentielles dans le domaine de la médecine curative.

Depuis quelques décennies cependant, la médicalisation est remise en cause du fait de « "mutations" des sociétés modernes »[1]. Non seulement elle s'immisce dans des domaines qui lui sont étrangers, mais la médecine subit aujourd'hui une médicalisation qui marque « le déplacement de la frontière entre normal et pathologique »[2]. Par ailleurs, elle est soutenue par l'utilisation de médicaments[3]. Ces derniers sont un moyen d'agir sur des domaines qui ne sont pas initialement ceux de la médecine. En effet, le recours aux médicaments est de plus en plus important pour « de multiples fins qui dépassent largement la seule ambition de guérir ou de contrôler la maladie »[4]. Ainsi à l'image de la médicalisation, apparaît dans les

---

[1] Collin, J., & David, PM., (2016), *Vers une pharmaceuticalisation de la société ? – Op. cit.*

[2] *Ibid.*

[3] Williams, S., and al (2011). *The pharmaceuticalisation of society? A framework for analysis.*

[4] Collin, J., & David, PM., (2016). *Vers une pharmaceuticalisation de la société ? – Op. cit.*

années deux-mille le terme de pharmaceuticalisation, qui désigne la manière dont la pharmacie, et de fait le médicament, « colonise […] toutes les phases de la vie, de la naissance à la mort »[1]. La pharmaceuticalisation contribue au développement et à la commercialisation de molécules pour tous les moments de la vie, qu'ils soient ou non liés à une pathologie. Nous pourrions peut-être même parler d'« *extra-pharmaceuticalisation* » car, à la manière de l'extra-médicalisation, le périmètre d'intervention des produits évolue et s'étend pour répondre à des demandes non plus purement médicales, mais liées à des désirs de performance. Même si l'industrie pharmaceutique participe à l'accélération de la pharmaceuticalisation, elle « fonctionne dans une culture […] déjà médicalisée »[2], où règnent « la sécularisation, le consumérisme, le culte de la jeunesse, [et] l'hygiénisme »[3].

Par extension de la pensée de Foucault, il s'agirait d'un moyen pour l'industrie de se mêler d'états qui ne la concernent initialement pas. L'un des exemples de la médicalisation accompagnée d'une réponse pharmaceutique, est la commercialisation de molécules pour la dysfonction érectile et pour le TDAH (trouble déficit de l'attention / hyperactivité). Nous pouvons apercevoir ici que la pharmaceuticalisation semble se rapprocher de la notion de « disease mongering », même si ces deux notions se réfèrent à des concepts différents. À savoir, le disease mongering déplace les frontières de la pathologie pour commercialiser des nouveaux médicaments tandis que la pharmaceuticalisation constitue un concept plus large encore, de commercialisation de médicaments pour toutes les étapes de la vie et comprend

---

[1] Collin, J., & David, PM., (2016). *Vers une pharmaceuticalisation de la société ? – Op. cit.*

[2] Kaczmarek, E. (2022). Promoting diseases to promote drugs : The role of the pharmaceutical industry in fostering good and bad medicalization. *Op. cit.*

[3] *Ibid.*

aussi ce déplacement des frontières. Par ailleurs, le terme disease mongering revêt un caractère qui n'est pas neutre, mais qui intègre un « jugement normatif et de critique sociale », tandis que le terme de pharmaceuticalisation est descriptif et revêt de ce fait un caractère neutre.

Comme la médecine curative, qui a longtemps brillé par son efficacité, le développement de médicaments qui agissent au-delà du champ de la thérapeutique, de la prévention et du diagnostic, marque l'émergence d'une pharmacie trop efficace. Souvent, la pharmaceuticalisation dépasse les domaines strictement médicaux et englobe des utilisations en lien avec le style de vie, l'augmentation ou l'amélioration de l'être humain. Elle participe à l'idée d'« améliorer la santé des gens en bonne santé »[1] et permettre ainsi d'atteindre un état *better than well*[2]. S'inscrivant dans cette mouvance, les pratiques de modelage du corps utilisent les médicaments pour répondre aux idéaux corporels. La beauté corporelle surpasse la thérapeutique.

De telles aspirations à des idéaux corporels placent le corps au centre des pratiques médicales. Il est l'objet de pressions sociétales si importantes, qu'il en devient un corps contraint, un corps redressé et discipliné.

§2. Des corps redressés et disciplinés

La place qu'occupe le corps actuellement dans la société résulte d'un ensemble de processus qui prennent leurs origines au Moyen-Âge, laquelle période marque un changement dans le rapport au corps, à travers le commencement d'une histoire plus homogène du corps en Occident. Cette période marque le début de la valorisation du corps qui était jusque-là méprisé. Commence alors à

---

[1] Traduction libre : Williams, S. (2011). *The pharmaceuticalisation of society ? A framework for analysis.* https://onlinelibrary.wiley.com/doi/epdf/10.1111/j.1467-9566.2011.01320.x.

[2] Expression reprise de l'ouvrage *Better than well* de Carl Elliot, 2003.

s'exercer un pouvoir de rectitude sur le corps dans le but de le modeler et de l'organiser. À travers le temps, les contraintes exercées sur le corps évoluent. Sa représentation aussi évolue, puisqu'il est à la fois montré et cache une sensibilité intérieure. Vigarello conceptualise cette évolution à travers le concept de « corps redressé »[1]. Il explique que le corps des enfants au Moyen-Âge est un corps malléable sur lequel agit la main de l'adulte qui vient le redresser dans sa posture. Cette main est ensuite substituée par des matériaux qui contraignent directement le corps : l'illustration la plus poignante est le corset, qui, à partir du XVIIe siècle, contraint la manière de se tenir. Peu à peu, ces contraintes matérielles laissent place à des substituts musculaires de mouvement. Concrètement, il s'agit du développement d'une gymnastique qui se veut exigeante quant à la précision des mouvements et qui contrôle le corps. À partir du XVIIIe siècle, les gestes sont de plus en plus surveillés et contrôlés si bien que progressivement, se produit une individualisation des normes. Cette individualisation concorde avec la place de plus en plus importante accordée à la psychologie des individus. En effet, cette tendance correspond à l'accent porté sur le ressenti propre du corps que chaque personne éprouve, c'est-à-dire, le « sentiment de soi »[2]. Influencé par la pensée de Foucault, Vigarello décrit un glissement de l'action de la main de l'adulte exerçant un pouvoir physique, vers un pouvoir intériorisé qui relèverait davantage du psychisme.

Foucault décrit en effet l'action de la discipline sur les corps[3]. Elle s'impose au sein de « systèmes

---

[1] Vigarello, G., (1978) Le corps redressé, histoire d'un pouvoir pédagogique, Éditions du Félin, histoire et sociétés, édition 2018.

[2] Vigarello, G., (2014) *Le sentiment de soi. Histoire de la perception du corps*. Edition seuil.

[3] Foucault, M., (1975) *Surveiller et punir*. Edition. Gallimard, 1975.

disciplinaires »[1]. Ceux-ci constituent des systèmes hiérarchisés. Selon Foucault, la discipline constitue une « technique d'exercice de pouvoir »[2] qui est apparue dès l'Antiquité. Ce qui est plus récent, c'est le « pouvoir disciplinaire [qui] se perfectionne en devenant une nouvelle technique de gestion de l'homme » à partir des XVIIe et XVIIIe siècles[3]. L'invention du capitalisme par les Anglais contribue à l'apparition des systèmes disciplinaires. En effet, pour répondre aux besoins de production, il devient nécessaire de former les individus par la transmission de compétences. Aux yeux de l'État, l'individu devient un atout, grâce à sa force de travail ainsi qu'à la potentielle donnée statistique qu'il représente. L'identification « des meilleurs gestes à faire pour obtenir tel résultat »[4] met en place un contrôle des moyens de production plutôt qu'un contrôle du résultat final. On voit alors apparaître des chefs qui surveillent le travail des sous-chefs, et ainsi de suite selon une cascade de surveillance hiérarchisée : c'est une « surveillance constante et perpétuelle »[5]. Selon Foucault, les hôpitaux sont des lieux privilégiés à la diffusion des systèmes disciplinaires. L'hôpital devient un « lieu de production du savoir médical »[6].

La multiplication de « séries de registres »[7] au sein de l'hôpital permet d'identifier les maladies dont sont atteints les patients, les traitements qu'ils ont reçus, et s'ils ont survécu ou non. Le rassemblement de ces informations au sein de documents communs permet au médecin de déterminer quelle thérapeutique est la plus efficace et

---

[1] Foucault, M. (1978). *Sécurité, territoire, population. Op. cit.*

[2] Foucault, M. (1974). *Histoire de la médicalisation.* Hermès, La Revue 1988/2 (n° 2), p. 11-29.

[3] *Ibid.*

[4] Foucault, M. (1978). *Sécurité, territoire, population. Op. cit.*

[5] Foucault, M. (1974). *Histoire de la médicalisation. Op. cit.*

[6] Foucault, M. (1978). *Sécurité, territoire, population. Op. cit.*

[7] Foucault, M. (1974). *Histoire de la médicalisation. Op. cit.*

conduira au meilleur résultat. La production de savoir médical au sein des hôpitaux est une opportunité pour les médecins d'améliorer leur pratique. L'hôpital devient un lieu de soin, alors qu'il était jusque-là un endroit où les gens venaient mourir. À partir de l'accumulation de résultats, il est possible de créer des ensembles de données regroupées sous forme de statistiques. Celles-ci, issues d'un processus scientifique mathématique, viennent dicter la norme. La prise en compte des données permet de mettre en place des pratiques médicales efficientes pour rétablir un taux de mortalité normal dans une région où il ne l'est pas. Il s'agit d'un système rétroactif, entre les systèmes disciplinaires et le processus de normalisation[1], qui prend son origine dans une volonté de contrôler les moyens employés par les individus : on parle de systèmes disciplinaires normalisés.

La discipline cherche à trouver « comment contrôler [la] conduite [de l'individu], son comportement, ses aptitudes, comment intensifier sa performance, multiplier ses capacités »[2]. Ces contrôles s'exercent sur le corps qui est à la fois « objet et cible de pouvoir »[3]. À travers sa transformation et son perfectionnement, le corps est une entité manipulable : le corps est « docile »[4]. Pris entre docilité et utilité, il est contrôlé dans « ses éléments, [...] ses gestes, [...] ses comportements »[5]. Les disciplines participent ainsi au redressement des corps. Redressement qui, peu à peu, transforme la rectitude appuyée par la technique, en une manière plus insidieuse de contrainte des corps, à savoir un redressement intériorisé qui finit par émaner du sujet lui-même. Ainsi, les pouvoirs exercés sur

---

[1] *Cf.* Partie 1, Chapitre 3, Section 1, §1, B.

[2] Foucault, M., (1976) *Les mailles du pouvoir*, Extrait de la Conférence prononcée à la faculté de philosophie de l'université de Bahia, 1976, paru dans Barbárie, n°4, été 1981, pp. 23-27 et n°5, été 1982, pp. 34-42.

[3] *Ibid.* p.138.

[4] *Ibid.* p.137.

[5] *Ibid.* p.139.

les corps constituent-ils un moyen de les contrôler. À travers la commercialisation de médicaments pour modeler l'apparence du corps, la science utilisée par l'industrie pharmaceutique semble établir un moyen de contrôler et de manipuler les corps.

Section 2 : Un contrôle des corps par la science

Les disciplines instaurent la surveillance des corps qui se traduit par la mise en place d'un contrôle de leurs faits et gestes. Dans le cadre de la commercialisation des médicaments pour modeler le corps, l'industrie pharmaceutique semble asseoir, à la manière du biopouvoir, un contrôle des corps à travers les sciences pharmaceutiques (*§1*). Ces pratiques de modelage du corps trouvent un lien avec la recherche de performance à travers la sexualité (*§2*).

§1. Le contrôle des corps à travers les sciences pharmaceutiques

À partir du travail effectué sur les disciplines, Foucault établit le lien entre le pouvoir et la vie à travers la conceptualisation du biopouvoir. Il s'agit d'un pouvoir qui prend pour objet la vie et le corps des individus. Le biopouvoir fait suite au pouvoir de souveraineté exercé au temps des monarchies. Le souverain possède le droit de mort sur ses sujets, et de fait, son pouvoir s'exerce à travers les lois dont découle un « droit de faire mourir ou de laisser vivre »[1]. La loi s'applique de manière négative puisqu'elle est basée sur l'interdiction de certains actes[2]. Elle est aussi discontinue puisqu'une infraction à la loi s'accompagne de

[1] Foucault, M., (1976) *Histoire de la sexualité I. La volonté de savoir*, Paris, Gallimard, p. 178.

[2] Slingeneyer, T. (2018). Le triptyque foucaldien « souveraineté-discipline-sécurité » comme outil d'analyse de la peine privative de liberté et de la libération (conditionnelle). *Revue interdisciplinaire d'études juridiques*, *80*(1), 71-91.

sanctions, comme le pouvoir de mettre fin à la vie – *droit de faire mourir*. Au sein de la souveraineté, tant que les lois sont respectées, les sujets peuvent vivre librement – *droit de laisser vivre*.

Au lieu d'un pouvoir axé sur la mort, le biopouvoir s'inscrit dans un changement de paradigme où le pouvoir s'axe sur la vie. Il s'agit d'un pouvoir qui s'ajoute à celui de la loi. Le biopouvoir est le fruit d'une « lente et “profonde transformation des mécanismes de pouvoir” »[1]. Il comprend plusieurs modalités d'action, il s'agit en réalité de pouvoirs qui « fonctionnent non pas au droit mais à la technique, non pas à la loi mais à la normalisation, non pas au châtiment mais au contrôle »[2]. Autrement dit, le biopouvoir s'exerce insidieusement car il ne s'appuie ni sur la loi, ni sur les sanctions qui s'ensuivent, mais bien à travers un contrôle et une surveillance perpétuels des gestes et des comportements. Le biopouvoir prévoit ainsi de « faire vivre ou de laisser mourir »[3]. Il s'instaure grâce aux processus de normalisation, qui permettent la mise en place d'un contrôle de la vie à travers la science – *faire vivre*. Au sein du biopouvoir apparaissent « des techniques de pouvoir, des mécanismes régulateurs ou assurantiels, qui encadrent la vie des corps-espèce et contrôlent les processus biologiques affectant les populations »[4]. Tous ces outils constituent les moyens de mettre en place une « biopolitique » qui prend pour objet la population entière et établit des « mécanismes de sécurité autour [de phénomènes aléatoires] inhérent[s] à une population d'êtres

---

[1] Genel, K. (2004). Le biopouvoir chez Foucault et Agamben. *Methodos. Savoirs et textes*, *4*, Article 4. Citant Foucault, M., (1984) *Volonté de savoir. p.179.*

[2] Foucault, M., (1976) *Histoire de la sexualité I. La volonté de savoir*, *Op. cit.* p. 118.

[3] Foucault, M., (1976) *Il faut défendre la société. Cours au Collège de France.* p. 214.

[4] Genel, K. (2004). Le biopouvoir chez Foucault et Agamben. *Methodos. Savoirs et textes*, *4*, Article 4. *Op. cit.*

vivants »[1]. La biopolitique se distingue de l'« anatomo-politique ». En effet, si la biopolitique exerce son pouvoir sur la population et qu'elle est massifiante, l'anatomo-politique constitue une individualisation du pouvoir et s'exerce sur les corps individuels.

L'industrie pharmaceutique, à travers la commercialisation de médicaments pour modifier l'apparence du corps, semble répondre à la logique du biopouvoir. En effet, son objet, le médicament, agit au sens propre sur le corps des individus. Pour cette raison, il semble devenir un outil au service de l'anatomo-politique par une action individuelle et spécifique sur le corps. Les médicaments, à travers les principes actifs qui les constituent, contrôlent des mécanismes physiologiques de l'organisme et, par la science, ils contrôlent le corps. L'action corporelle individuelle devient collective lorsque les comportements de prise médicamenteuse se multiplient. En se massifiant, la commercialisation et la prise médicamenteuse répondent à la notion de biopolitique. Pour comprendre davantage comment l'industrie pharmaceutique répond au biopouvoir, nous allons voir comment les sciences pharmaceutiques deviennent un moyen de contrôle des corps.

Elles ont pour objectifs de développer et de commercialiser des médicaments pour répondre à une demande médicale sociétale. Nous avons vu qu'elles pouvaient parfois se plier à des exigences qui ne relevaient plus entièrement du champ médical mais des désirs et du bien-être. Dans chacun des cas, les médicaments commercialisés s'inscrivent dans « trois processus majeurs de transformations sociales, [la] médicalisation, [la]

---

[1] Foucault, M., (1976) *Il faut défendre la société. Cours au Collège de France. Op. cit.* p.219

molécularisation et [la] biosocialisation »[1]. Chacun de ces processus semble structurer une déclinaison du biopouvoir à différentes échelles.

La médicalisation déplace, comme nous l'avons déjà évoqué, « la frontière entre le normal et le pathologique »[2]. Le médicament participe à cette tendance, d'abord parce qu'une fois administré, il modifie le rapport du patient à la maladie par la diminution des symptômes ou bien par la guérison. Ensuite, parce qu'à travers la baisse des seuils d'administration des médicaments, les frontières entre le normal et le pathologique sont modifiées et deviennent malléables. Ce sont d'ailleurs les industriels qui fixent les seuils de prise en charge médicamenteuse[3] : « l'abaissement des seuils à partir desquels une société considère acceptable d'intervenir – par le médicament – sur un état de non-maladie, et considéré comme normal »[4]. Au-delà de la médicalisation, le processus de biomédicalisation est décrit depuis les années quatre-vingt. Il s'agit d'un concept plus complexe encore que la médicalisation, même s'il répond aux mêmes particularités, à savoir d'étendre le champ d'action de la médecine. La biomédicalisation s'en distingue cependant à travers l'influence des « innovations technoscientifiques »[5] qui transforment les corps et contrôlent les risques.

La biosocialisation déplace quant à elle « la frontière entre inclusion et exclusion sociale, entre résistance et

---

[1] Collin, J., & David, PM., (2016). *Vers une pharmaceuticalisation de la société ? Op. cit.*

[2] *Ibid.*

[3] Comme la cholestérolémie conditionnant la prise d'un hypocholestérolémiant, dont la baisse de seuil est justifiée par la prévention d'événements cardiovasculaires.

[4] Collin, J., & David, PM.,. (2016). *Vers une pharmaceuticalisation de la société ? Op. cit.*

[5] Clarke, A. E., *et al* (2000). Technosciences et nouvelle biomédicalisation : Racines occidentales, rhizomes mondiaux. *Sciences Sociales et Santé*, *18*(2), 11-42.

conformité aux normes sociales dominantes »[1]. Les états pathologiques ont pu montrer le rôle de la maladie dans l'exclusion sociale, à travers la stigmatisation des personnes malades. Au cours du temps, des personnes se retrouvent en groupe autour de particularités biologiques communes – « attributs génétiques, somatiques ou physiques particuliers »[2] – il s'agit de la biosociabilité. Le médicament joue un rôle central au sein de la biosociabilité en permettant « à des communautés de se créer et de se solidifier »[3] autour de traitements communs et similaires. La biosocialisation vient ainsi altérer les frontières entre inclusion et exclusion sociale, entre acceptation et stigmatisation des conditions biologiques. Par ailleurs, les médicaments utilisés pour modeler le corps peuvent être à l'origine d'un clivage entre les individus qui souhaitent les utiliser pour de tels objectifs et qui acceptent de se conformer totalement au discours sociétal et ceux qui refusent d'avoir recours à ce genre de pratiques. Un tel clivage peut mener à des inégalités sociales entre les individus qui acceptent et ceux qui refusent les pratiques pour des raisons morales mais aussi pour des raisons financières. Si l'on transpose cette biosocialisation au transhumanisme on peut imaginer qu'un tel clivage aurait lieu entre des personnes qui épouseraient les aspirations transhumanistes et qui souhaiteraient y avoir recours, et celles qui rejetteraient l'idée d'augmenter l'être humain par des artifices.

La molécularisation quant à elle, brouille « la frontière entre le naturel et l'artificiel »[4]. En effet, jusqu'à la moitié du XXe siècle la technique a permis d'appréhender l'être humain jusqu'à l'échelle cellulaire. L'émergence de la

---

[1] Collin, J., & David, PM., (2016). *Vers une pharmaceuticalisation de la société ? Op. cit.*

[2] *Ibid.*

[3] *Ibid.*

[4] *Ibid.*

biologie moléculaire établit le passage d'une échelle cellulaire à une échelle moléculaire, c'est à dire à une échelle environ mille fois plus petite[1]. Un tel changement d'échelle explique la possibilité de modifier l'être humain en profondeur, c'est-à-dire au niveau des molécules mêmes qui le constituent. Les médicaments, mais aussi certaines technologies utilisées actuellement ou en cours de développement – les NBIC ont un ordre de grandeur encore plus petit que l'échelle moléculaire[2] – agissent sur les molécules et peuvent modifier des mécanismes moléculaires naturels et spécifiques du vivant. Ces techniques constituent une manipulation du vivant puisque les molécules sont modifiées sans que cela ne rentre dans un ordre naturel : les « nouvelles pratiques d'intervention qui ne sont plus contraintes par la normativité apparente d'un ordre vital naturel »[3].

Les différents concepts abordés montrent comment le corps est le fruit d'une multitude de pouvoirs et de contrôles qui agissent à différentes échelles ; le biopouvoir se décline à travers un contrôle des corps dont l'existence s'inscrit d'un niveau *macro* – populationnel – à un niveau *micro* – moléculaire – en passant par un niveau *méso* – individuel. Le médicament semble jouer un rôle à chaque échelle. La vie est encadrée par le biopouvoir qui agit sur la population entière à travers la biopolitique. Également à l'échelle de la population, la médicalisation, la biomédicalisation, ainsi que la pharmaceuticalisation s'appuyant sur le médicament, participent au contrôle des corps à travers une extension des états considérés comme pathologiques. À un niveau plus restreint, celui de groupe d'individus, la biosocialisation

---

[1] Il est admis que l'échelle cellulaire est de l'ordre 10^{-5}m, tandis que l'échelle moléculaire est de l'ordre de 10^{-8}m.

[2] En effet, le N vaut pour *nanotechnologies*, l'échelle du nano est environ dix fois plus petite que l'échelle moléculaire.

[3] Rose, N. & Novas, C. (2008). « Biological citizenship », dans A. Ong et S. J. Collier (dir.), *Global Assemblages*, Oxford, Blackwell Publishing, p. 439-463.

établit un contrôle des individus qui se regroupent autour de problématiques de santé communes, et notamment autour de traitements communs. Enfin, au niveau micro, la molécularisation montre la dernière échelle du contrôle de l'être humain sur le corps. Les médicaments utilisés exercent un pouvoir sur le corps en contrôlant des mécanismes moléculaires de l'être humain et en transformant sa nature. Ainsi, la modification du corps à l'échelle moléculaire semble constituer en soi un biopouvoir puisqu'il s'agit de le contrôler à travers la science. Le biopouvoir se retrouve dans la culture du « corps beau ». À travers la mise à disposition de médicaments pour modifier scientifiquement la vie des individus, l'industrie semble exercer un pouvoir de gestion des individus à travers les corps. Le biopouvoir exercé par l'industrie pharmaceutique constitue un moyen « de préserver la pureté de la vie, [il] se proposerait d'en éliminer systématiquement toutes les impuretés »[1]. S'inscrivant dans les pratiques de modelage du corps, l'industrie continue de répondre à la notion de biopouvoir. Elle semble même l'incarner davantage à travers la mise en place d'une réelle manipulation du corps dont le résultat peut être observé par une modification de l'apparence corporelle.

Par ailleurs, le biopouvoir semble trouver une réponse dans le mouvement transhumaniste, dont les aspirations sont la suppression des défauts de l'être humain, jusqu'à la suppression de toute souffrance et de toutes maladies, même de la mort. Aujourd'hui, la logique collective semble doucement glisser vers un « faire vivre, empêcher de mourir ». Au-delà de vouloir contrôler la souffrance et la maladie, c'est une volonté ultime de contrôler la mort pour éviter qu'elle n'advienne. Le mouvement transhumaniste considère la mort comme une pathologie, « une maladie

---

[1] Macherey, P., (2001) *La philosophie des valeurs négatives de la vie de Georges Canguilhem*, Conférence du 9 mai 2001.

dont on peut guérir, quelque chose qui n'est pas naturel »[1]. Les pratiques de modelage du corps semblent fonder les prémices de cet objectif plus large d'élimination de la mort, puisqu'il s'agit déjà d'une élimination « des défauts du corps humain qui tiennent à sa biologie »[2].

Ainsi, deux visions du transhumanisme sont possibles. La première consiste à penser que cette idéologie permettra d'« abattre tous les obstacles au plein épanouissement de l'individu »[3], et sera un moyen de faire de l'existence une vie de loisir et de plaisir dénuée de toute douleur et de toute souffrance. Une autre vision consiste à penser que le transhumanisme « est en réalité, la manière la plus flagrante d'une configuration politique qui œuvre pour réduire l'autonomie de l'individu et le gouverner dans les plus petits détails de son existence »[4]. Autrement dit, penser le transhumanisme comme un outil au service d'un biopouvoir qui n'a de cesse de chercher à contrôler les individus par les corps et dont la technique permet progressivement un contrôle des parties les plus imperceptibles qui le constituent.

L'apparence du corps ne peut être complètement extraite d'une relation de séduction et de sexualisation qui lui est accordée lorsqu'elle correspond aux idéaux de beauté. L'objectif de suppression des défauts physiques est le reflet d'une société qui est orientée par la sensualité et la sexualité. D'ailleurs, les années soixante marquent le début du renforcement de la sexualisation des corps idéaux, particulièrement celui de la femme.

---

[1] Adorno, F. P. (2015). Biopouvoir, biopolitique et transhumanisme Mort différée ou mort préservée ? *Éthique, politique, religions 2015 – 1, n° 6. Le Transhumanisme*, 121-136. https://doi.org/10.15122/isbn.978-2-8124-4840-9.p.0121.

[2] *Ibid.*

[3] *Ibid.*

[4] *Ibid.*

§2. De l'apparence à la performance sexuelle

Le biopouvoir et la biopolitique font du corps leur obsession. Ce contrôle du vivant est tel qu'il soulève la question d'un pouvoir exercé sur ce qu'il y a de plus intime chez les individus, la sexualité. Cette dernière fait l'objet d'une surveillance qui appuie le biopouvoir. La sexualité se situe entre l'échelle individuelle et l'échelle populationnelle : elle est « la charnière entre l'anatomo-politique et la biopolitique »[1]. Sur le plan individuel, la sexualité fait l'objet d'une surveillance dès l'adolescence à partir du XVIIIe siècle. Sur le plan populationnel, elle conditionne la reproduction. Foucault relate l'histoire de la sexualité, le lien qu'elle entretient avec le pouvoir et comment la sexualité habite les discours. Il critique le discours répressif de la sexualité qui admet qu'entre le XVIIe siècle et aujourd'hui, le sexe est caché et nié. Selon Foucault, il s'est effectué une « explosion discursive »[2] de la sexualité au sein du champ du pouvoir et de « nouvelles règles de décence »[3] s'installent. Progressivement, ce n'est pas une répression de la sexualité qui s'effectue, mais plutôt « un mécanisme d'incitation croissante »[4] à la sexualité selon Foucault, parallèlement à l'apparition d'une « police des énoncés »[5] réprimant certains vocabulaires. Ainsi, sont définis « de façon beaucoup plus stricte où et quand il n'était pas possible d'en parler ; dans quelle situation, entre quels interlocuteurs »[6]. L'Église accorde dans son discours une place à la sexualité. La sexualité intéresse aussi d'autres domaines comme la politique – elle fait l'objet de

---

[1] Foucault, M., (1976) *Les mailles du pouvoir. Op. cit.*

[2] Foucault, M., (1976) *Histoire de la sexualité I. La volonté de savoir. Op. cit.* p.25

[3] *Ibid.* p.26

[4] Genel, K. (2004). Le biopouvoir chez Foucault et Agamben. *Methodos. Savoirs et textes*, *4*, Article 4. https://doi.org/10.4000/methodos.131.

[5] Foucault, M., (1976) *Histoire de la sexualité I. La volonté de savoir*, *Op. cit.* p.26.

[6] *Ibid.*

« politique du sexe »[1] qui permet de contrôler la démographie grâce au contrôle des naissances et qui « va s'intégrer à l'intérieur de cette politique de la vie »[2]. L'État également s'en mêle : « ce qui marque nos trois derniers siècles, c'est la variété, c'est la large dispersion des appareils qu'on a inventés pour en parler, pour en faire parler, pour obtenir qu'il parle de lui-même, pour écouter, enregistrer, transcrire et redistribuer ce qu'on s'en dit »[3]. Progressivement, la médecine se substitue à l'Église qui lui cède sa place dans le discours de la sexualité. La médecine dicte alors de nouvelles normes à travers la science, selon un processus de normalisation. Le pouvoir s'exerce sur la sexualité à travers le discours établi sur la sexualité elle-même.

Sur le plan juridique, la sexualité, et particulièrement la liberté sexuelle, est garantie et protégée par l'article 8 de la Convention européenne des droits de l'Homme qui dispose que « toute personne a droit au respect de sa vie privée et familiale, de son domicile et de sa correspondance »[4].

Le corps a l'ambivalence de constituer ce qu'il peut y avoir de plus intime chez un individu comme ce qui se laisse à voir, ce qui apparaît dans la relation à l'autre. La recherche de corps idéaux s'inscrit dans une recherche de performance. Cette dernière peut être définie comme suit : « l'ambition d'un dépassement de soi, cette ambition de "s'élever", de se "dépasser", de s'améliorer »[5]. La performance des idéaux corporels se retrouve également dans le lien effectué entre le corps et la sexualité. En effet, les corps beaux selon les critères de beauté véhiculés par la

---

[1] Foucault, M., (1976) *Les mailles du pouvoir*, Op. cit.

[2] *Ibid.*

[3] Foucault, M., (1976) *Histoire de la sexualité I. La volonté de savoir*, *Op. cit.* p.47

[4] Conseil de l'Europe. *Convention européenne des droits de l'Homme.*

[5] Morel, A., & Couteron, J.-P. (2011). Chapitre 10. Une société de la performance. *Hors collection*, 109-118.

société, sont souvent associés à la sensualité, voire à la sexualité. L'étude réalisée par Travaillot sur les pratiques d'entretien des corps, montre bien comment le corps de la femme s'est sexualisé à travers les images véhiculées par les médias de corps minces et jeunes[1]. Le corps des hommes est aussi sensualisé à travers le culturisme qui commence à se généraliser avec Eugene Sandow[2] : un corps d'homme est désirable et sensuel lorsqu'il est grand et musclé. La sexualité fait ainsi le lien entre le corps, les idéaux corporels et la performance.

À l'appui d'une performance sexuelle, des médicaments sont commercialisés pour traiter les troubles liés à la performance sexuelle. S'inscrivant dans des logiques de pharmaceuticalisation et de « disease mongering », l'industrie pharmaceutique commercialise des médicaments utilisés contre la « dysfonction érectile »[3], ainsi que le « syndrome du déplaisir féminin »[4]. La dysfonction érectile est aujourd'hui, et depuis la fin des années quatre-vingt-dix, traitée avec le Viagra (sildénafil®), traitement découvert par sérendipité. Les recherches réalisées initialement sur le sildénafil sont réalisées pour trouver un traitement de lutte contre l'angor d'effort, mais les résultats se sont avérés non-concluants pour cette indication. Pourtant, un effet secondaire a suscité l'attention des chercheurs : certains participants ont présenté des érections allant parfois jusqu'à plusieurs jours après la prise de la molécule. Le fabricant s'est alors tourné vers l'indication de troubles de la fonction érectile, indication pour laquelle le sildénafil est aujourd'hui commercialisé. En termes de pharmacodynamie, le sildénafil est un inhibiteur puissant des enzymes

---

[1] Travaillot, Y. (1998). *Sociologie des pratiques d'entretiens du corps. Op. cit.*

[2] *Cf.* Partie 1, Chapitre 3, Section 2, *§2.*

[3] Blech, J. (2018). L'inventeur de maladie. *Op. cit.*

[4] *Ibid.* Blech. ; les médicaments pour le déplaisir féminin sont commercialisés seulement aux Etats-Unis.

phosphodiestérases de type 5[1]. Dans le mécanisme d'érection, le monoxyde d'azote (NO) stimule une enzyme qui active la guanosine monophosphate cyclique (GMPc). Cette dernière induit un relâchement des muscles lisses des corps caverneux situés dans la verge, permettant d'augmenter l'afflux sanguin à l'origine de l'érection. La phosphodiestérase de types 5, inhibé par le sildénafil, induit l'inactivation de la GMPc. En levant l'inhibition de la production de GMPc, le sildénafil augmente la quantité de GMPc à l'origine d'une augmentation du flux sanguin, provoquant l'érection. D'autres médicaments sont commercialisés pour les troubles de la fonction érectile, et ils possèdent les mêmes propriétés que le sildénafil, il s'agit du Cialis® (tadalafil) ou encore du Caverject® (alprostadil). L'ensemble de ces molécules ne sont remboursées qu'en cas de troubles de l'érection liés à des pathologies comme la paraplégie ou la tétraplégie, des traumatismes du bassin compliqués de troubles urinaires, etc[2]. Si elles peuvent réellement traiter des troubles érectiles chez l'homme de plus de 40 ans, il est observé que de nombreux hommes jeunes prennent ces molécules dans une recherche de performance sexuelle alors qu'ils ne présentent aucun problème érectile[3]. De telles pratiques menacent la santé publique et peuvent être à l'origine d'effets indésirables conséquents pour les personnes qui s'y prêtent.

Cette recherche de performance sexuelle fait le lien entre la recherche de corps idéaux et la performance de manière

[1] *Résumé des Caractéristiques du Produit.* Sildénafil. Disponible à l'adresse http://agence-prd.ansm.sante.fr/php/ecodex/rcp/R0218848.htm.

[2] Avis du 3 mai 2017, du 23 mars 2022 et du 11 mai 2022 de la Commission de la Transparence.

[3] *Des jeunes accros au Viagra de contrebande.* Le Journal de Montréal. Disponible à l'adresse https://www.journaldemontreal.com/viagra ; *Côte d'Azur : Le Viagra cartonne, danger sur les jeunes hommes.* (2022, janvier 25). https://nicepresse.com/le-viagra-cartonne-sur-la-cote-d-azur-danger-sur-les-jeunes-hommes/ ; Etc.

plus large. En effet, les faits décrits au cours de cette étude s'inscrivent dans un phénomène plus vaste de recherche de performance sur de nombreux plans, comme il a pu déjà être évoqué, physique, intellectuel ou cognitif. Encore plus largement, cette recherche de performance s'inscrit dans une logique d'augmentation de l'être humain. L'industrie pharmaceutique apporte ainsi une réponse aux besoins d'idéaux corporels mais aussi aux besoins de performance de l'être humain à travers la commercialisation de médicaments. Les pratiques de modelage du corps semblent ainsi fonder les premières étapes concrètes de l'aboutissement du transhumanisme.

CONCLUSION

Les origines des pratiques de modelage du corps remontent à plusieurs siècles et suivent différentes normes en fonction des cultures et des époques. Les idéaux corporels, à l'œuvre dans nos sociétés actuelles, sont hérités de l'Antiquité Grecque et Romaine. Les pratiques de modelage du corps décrites au cours de cette étude s'inscrivent à la fois dans une temporalité contemporaine, par les idéaux corporels véhiculés, et à la fois dans une temporalité ancienne, par les moyens utilisés, les médicaments, occupant le paysage médical depuis des siècles. Ainsi, le binôme traditionnel *médicament / maladie*, hérité des premières civilisations humaines, se voit bousculé par de nouveaux binômes qui répondent aux demandes contemporaines. Celui de *médicament / apparence* s'inscrit dans une histoire récente à l'échelle de l'humanité, et les pratiques médicamenteuses qui en résultent aujourd'hui prennent leur origine il y a environ cinquante ans, période marquée par l'exaltation des corps. Aujourd'hui, les normes corporelles semblent, d'une part, suffisamment prégnantes pour avoir conduit à la commercialisation de médicaments qui agissent sur l'apparence, comme l'illustre l'hormone de croissance, entièrement remboursée par l'Assurance Maladie. D'autre part, les idéaux corporels poussent à détourner des produits, initialement thérapeutiques, à des fins esthétiques, frôlant l'illégalité, comme l'illustre le détournement de l'Ozempic®. Le premier type de pratiques soulève la question de la légitimité de leur encadrement, et même parfois de leur remboursement, tandis que le deuxième type de pratiques expose les personnes qui y ont recours à un réel risque sanitaire et représente, à une échelle plus large, un problème de santé publique.

Si les pratiques de modelage du corps sont aujourd'hui possibles à travers la prise médicamenteuse, c'est aussi le résultat d'une évolution parallèle à celle des idéaux corporels : celle du droit. Les modifications progressives de la définition juridique du médicament, ainsi que de la notion juridique d'acte médical, sont le fruit d'un soutien aux fondements des pratiques de modelage du corps. Ces évolutions sémantiques participent au passage de pratiques répondant à la notion foucaldienne de normation – usage non encadré, basé sur les observations et les croyances – à des pratiques répondant à celle de normalisation – usage encadré par la loi et la science. Après un glissement technique permettant de rendre possible ce qui ne l'était pas, il semble s'effectuer un glissement juridique progressif permettant d'encadrer des pratiques qui sont, au départ, illégales. Le droit seconde ainsi la technique, en ceci qu'il rend légales certaines pratiques qui ne l'étaient pas jusque-là. Le droit semble ainsi s'adapter à l'évolution des pratiques appuyée par la technique, ici, les médicaments. Le sémaglutide est un exemple flagrant de ce mouvement à travers l'Ozempic®, médicament indiqué dans la prise en charge de l'obésité ou du surpoids chez les personnes diabétiques. Sa technique permet de perdre du poids. Le Wegovy®, d'abord commercialisé aux Etats-Unis, fait son apparition en France pour la perte de poids de personnes en surpoids ou obèses, en dehors de toute (autre) pathologie. Ce médicament, à base de sémaglutide, est alors encadré par des dispositifs rendant légale la prise de sémaglutide pour la perte de poids ; chose interdite pour l'Ozempic®, alors qu'il contient la même molécule.

Ainsi, l'encadrement, offert par le droit, de l'évolution des pratiques semble appuyer ces dernières pour qu'elles bénéficient d'une garantie de sécurité, en l'occurrence de sécurité sanitaire. L'exemple de l'Ozempic® illustre un aperçu du mouvement que s'efforce à étendre la législation pour border et contenir les conduites d'abord illégales ou à la limite de l'illégalité. Il se dessine, en effet, une tendance générale à autoriser la commercialisation de produits à visée purement esthétique, sous la qualification de médicaments, tant qu'ils peuvent être liés à un état pathologique. Doit-on analyser cette tendance comme une ouverture à la création d'une nouvelle définition, celle de médicaments esthétiques ?

Les pratiques de modelage s'inscrivent également dans une « société du moindre effort », dans laquelle les meilleurs résultats sont recherchés par une dépense d'énergie la plus faible possible. La société actuelle rend faisable l'obtention du « tout, tout de suite », et la recherche de confort sans effort envahit les mentalités. Les médicaments pour sculpter le corps sont un moyen parmi d'autres de répondre aux exigences de douceur. La notion de médicament semble ainsi, peut-être, reprendre le champ d'action de son prédécesseur, le *remède*, qui, pour rappel, permet de « soulager le malade de symptômes spécifiques [...] ou d'améliorer son confort »[1]. À l'image d'une extension du champ de la médecine – extra-médicalisation – celui de la pharmacie, et du médicament, s'étend également à travers l'extra-pharmaceuticalisation.

Ainsi, le modelage du corps, la recherche d'esthétisme, et à leur côté, les phénomènes de dopages chimiques intellectuels, physiques, sexuels, ou boostant la créativité, etc. autant de désirs formant de nouveaux binômes au côté du médicament – *médicament / performance, médicament / créativité*, etc. De quoi ces nouveaux binômes semblent-ils dessiner les contours ? Probablement celui d'une société aux désirs multiples et mouvants, d'une société traquant les moindres défauts et qui cherche à les éliminer. Sans attendre le développement technologique et numérique de

[1] Chauveau, S. (2004). Genèse de la « sécurité sanitaire » : Les produits pharmaceutiques en France aux XIXe et XXe siècles. *Op. cit.*

pointe, les idées transhumanistes semblent envahir une société trouvant des réponses médicamenteuses efficaces à ses désirs. La prise de médicaments pour améliorer l'apparence du corps s'inscrit déjà dans un certain transhumanisme et paraît ainsi constituer une des premières étapes concrètes à l'aboutissement des aspirations transhumanistes. Ce phénomène s'insère dans un changement de paradigme systémique qui fait la promesse de repousser la mort, jusqu'à la supprimer totalement.

Comment les pratiques médicamenteuses ainsi que le droit pharmaceutique accompagnent-ils les aspirations transhumanistes ? Comment faire face à la mise en place d'un encadrement d'une société évoluant à deux vitesses, entre celle qui embrasse les aspirations transhumanistes et celle qui les refuse ? Quelles en sont les nuances au sein même de cette société ? Dans quelle mesure le droit pharmaceutique peut-il ou doit-il constituer un garde-fou aux pratiques issues d'une médecine et d'une pharmacie en extension et répondant aux désirs des individus ? Quel rôle le droit doit-il jouer pour garder un cadre législatif qui n'autorise pas toutes les pratiques, tout en maintenant une garantie de santé publique ? Ces questions restent à explorer.

TABLE DES MATIÈRES

BIBLIOGRAPHIE

Articles scientifiques :

Adorno, F. P. (2015). Biopouvoir, biopolitique et transhumanisme Mort différée ou mort préservée ? *Éthique, politique, religions 2015 – 1, n° 6. Le Transhumanisme*, 121-136. https://doi.org/10.15122/isbn.978-2-8124-4840-9.p.0121

Afzal, S., Tybjærg-Hansen, A., Jensen, G. B., & Nordestgaard, B. G. (2016). Change in Body Mass Index Associated With Lowest Mortality in Denmark, 1976-2013. *JAMA*, *315*(18), 1989-1996. https://doi.org/10.1001/jama.2016.4666

Aubry, R. (2020). Qu'est-ce que guérir du cancer veut dire ? Cancer(s) et psy(s), 5(1), 117-121. https://doi.org/10.3917/crpsy.005.0117

Aulois-Griot, M., & Taboulet, F. (2007). Médecins et pharmaciens face aux médicaments à prescription particulière : Entre logiques sanitaires et logiques économiques. *Elsevier Masson, Droit et Médicament*, 83-89.

Avignon, A. (2013). *Regard sur le surpoids et l'obésité, a critical look about obesity. 397*, 12-20.

Baroin, C. (2015). La beauté du corps masculin dans le monde romain : État de la recherche récente et pistes de réflexion. *Dialogues d'histoire ancienne*, *14*(1), 31-51.

Bateman, S., & Gayon, J. (2012). L'amélioration humaine—Trois usages, trois enjeux.
Med Sci (Paris) Volume 28, Number 10, Octobre 2012 médecine/sciences, 28(10), Article 10. https://doi.org/10.1051/medsci/20122810019

Baxter, P. (2006). Normality and abnormality. Developmental Medicine and Child Neurology, 48(11), 867-867. https://doi.org/10.1017/S0012162206001885

Bégaud, B., & Costagliola, D. (2013). *Rapport sur la surveillance et la promotion de bon usage du médicament en France.* https://sante.gouv.fr/IMG/pdf/Rapport_Begaud_Costagliola.pdf

Bernardini, J.-M. (2013). Chapitre premier. Les divers regards sur le darwinisme social : La cacophonie ? In *Le darwinisme social en France (1859-1918) : Fascination et rejet d'une idéologie* (p. 17-33). CNRS Éditions. https://doi.org/10.4000/books.editionscnrs.1701

Bévière-Boyer, B. (2018). *Les recherches non-thérapeutiques sur le corps humain. Droit de la famille*, inPress. 29-32.

Bioy, X. (2018). *Les interventions non-thérapeutiques sur le corps humain. Essai de synthèse. Essai de synthèse. 6*. 41-44

Blech, J. (2018). L'inventeur de maladie. *Psychotherapie-Wissenschaft, 1*, Article 1. https://doi.org/10.30820/8242.04

Bonetti, E. (2007). L'impuissance et son traitement. *Annales. Histoire, Sciences Sociales, 62*(2), 327-351.

Bonnemain, B. (2016). Histoire de l'industrie pharmaceutique en France : De la liberté à la liberté surveillée (1800 à nos jours). Debater a Europa, 14, Article 14. https://doi.org/10.14195/1647-6336_14_2

G. Burdeau, *Les libertés publiques*, LGDJ, 1961, p. 21. ; *La notion de " droits-créances " à l'épreuve du contrôle de constitutionnalité | Conseil constitutionnel.* Disponible à l'adresse https://www.conseil-constitutionnel.fr/nouveaux-cahiers-du-conseil-constitutionnel/la-notion-de-droits-creances-a-l-epreuve-du-controle-de-constitutionnalite

Bzoura, É. (1987). Histoire des médicaments : Jean-Claude Dousset, Histoire des médicaments des origines à nos jours. *Revue d'Histoire de la Pharmacie, 75*(273), 175-176.

Canguilhem, G. (1947). *Note sur la situation faite en France à la philosophie biologique*. Revue de Métaphysique et de Morale 52 (3/4):322 - 332 (1947)

Canguilhem, G. (1952). *La connaissance de la vie—Machine et organisme*. Librairie Hachette.

Canguilhem, G. (1968) *Études d'histoire et de philosophie des sciences*, édition 1968

Canguilhem G. (1978) « Puissance et limites de la rationalité en médecine », 1978, in *Études d'histoire et de philosophie des sciences*, Vrin, 1994, 409

Canguilhem, G. (1988). La santé, concept vulgaire et question philosophique », 1988, in Écrits sur la médecine, Paris, Éditions du Seuil, 2002, 68

Chauveau, S. (2004). Genèse de la « sécurité sanitaire » : Les produits pharmaceutiques en France aux XIXe et XXe siècles. *Revue d'histoire moderne & contemporaine*, *51-2*(2), 88-117. https://doi.org/10.3917/rhmc.512.0088

Clarke, A. E., Fishman, J. R., Fosket, J. R., Mamo, L., & Shim, J. K. (2000). Technosciences et nouvelle biomédicalisation : Racines occidentales, rhizomes mondiaux. Sciences Sociales et Santé, 18(2), 11-42. https://doi.org/10.3406/sosan.2000.1489

Cogérino, G., & Mansey, M. (2010). Image du corps, idéal corporel et féminité hégémonique chez les enseignantes d'EPS. *Tréma*, *32*, Article 32. https://doi.org/10.4000/trema.1138

Collin & David. (2016). *Vers une pharmaceuticalisation de la société ? - Le médicament comme objet social*. Québec, Presses de l'université du Québec, coll. « Problèmes sociaux & interventions sociales », 2016, 272 p., ISBN : 978-2-7605-4558-8.

Combaz, J. (1985). *La Pharmacopée*. HAL.

Cordier, J.-F. (2014). Disease, illness, sickness : 3 sens pour "maladie" ? https://www.edimark.fr/revues/la-lettre-du-pneumologue/6-decembre-2014-copy/disease-illness-sickness-3-sens-pour-maladie

Cormier, C. (2002). *La chirurgie esthétique. RDSS 2002. 724.*

Cousin, C. (2016). *Redefining the medical act* [Phdthesis, Université Rennes 1]. https://hal.science/tel-01425982

Cracowski, J.-L., Muller, S., Anglade, I., Bonnefond, G., Bouhanick, B., Bouquet, S., Cabut, S., Daynès, P., Denis, B., Durand, D., Jonville-Béra, A.-P., Lahouegue, A., Léo, M., Micallef, J., Molimard, M., Penfornis, C., & Querol-Ferrer, V. (2022). Prévention des risques liés à un usage inapproprié/consommation inutile des médicaments. *Therapie*, *77*(1), 69-78. https://doi.org/10.1016/j.therap.2021.12.020

Damet, A. (2017). De Sparte à l'île du Soleil. Eugénisme et communauté des enfants dans les utopies de la Grèce ancienne. *Annales de Bretagne et des pays de l'Ouest*, *124-3*(3), 31-48. https://doi.org/10.4000/abpo.3690

Dard, O., & Moatti, A. (2016). Seeking for the word « transhumanism ». *Futuribles*. https://shs.hal.science/halshs-01618448

Déchaux, J.-H. (2019). L'individualisme génétique : Marché du test génétique, biotechnologies et transhumanisme. *Revue française de sociologie*, *60*(1), 103-115. https://doi.org/10.3917/rfs.601.0103

de Grove-Valdeyron, N. (2021a). Médicament. 17-22. Répertoire de droit européen.

de Grove-Valdeyron, N. (2021b avril). Distinction médicaments / cosmétiques. *Médicaments, Répertoire de droit européen*, 26-27.

Doran, E., & Henry, D. (2008). Disease mongering : Expanding the boundaries of treatable disease. *Internal Medicine Journal*, *38*(11), 858-861. https://doi.org/10.1111/j.1445-5994.2008.01814.x

Doublet, L. (s. d.). De Canguilhem à Foucault, la force des normes, de Pierre Macherey : Présentation. Consulté 2 mai 2023, à l'adresse https://www.lesphilosophes.fr/foucault/macherey-de-canguilhem-a-foucault.html

Duclos, M. (2012). Le dopage et ses conséquences en termes de santé individuelle et de santé publique. *Les Tribunes de la santé*, *35*(2), 57-65. https://doi.org/10.3917/seve.035.0057

Ehrenberg, A. (2014). *Le Culte de la performance*. Calmann-Lévy.

Eisinger, M., Bouzidi, A., & Darmon, P. (2018). Persistance et durabilité de l'efficacité du liraglutide : Au-delà des études randomisées. Médecine des Maladies Métaboliques, 12(3), 279-283. https://doi.org/10.1016/S1957-2557(18)30059-2

Etile, F. (Éd.). (2008). Normes sociales de corpulence et politiques nutritionnelles. *INRA Sciences Sociales*. https://doi.org/10.22004/ag.econ.133230

Fioravanti, G., Bocci Benucci, S., Ceragioli, G., & Casale, S. (2022). How the Exposure to Beauty Ideals on Social Networking Sites Influences Body Image : A Systematic Review of Experimental Studies. Adolescent Research Review, 7(3), 419-458. https://doi.org/10.1007/s40894-022-00179-4

Foldscheid, D., & Wunenburger, J.-J., (1997), Chapitre XIII – *Le champ de la médecine*, Philosophie, éthique et droit de la médecine. Thémis Philosophie, PUF, édition 1997.

Foldscheid, D., & Wunenburger, J.-J., (1997), Chapitre XV – *La finalité de l'action médicale*, Philosophie, éthique et droit de la médecine. Thémis Philosophie, PUF, édition 1997.

Fouassier, É. (2015). *Notion juridique de médicament*. Editions Médicales Internationales.1-31.

Foucault, M. (1974). Crise de la médecine ou de l'anti-médecine ? in Dits et Écrits, Vol III, Gallimard, Paris, 1994.

Foucault, M. (1974). *Histoire de la médicalisation*. Hermès, La Revue 1988/2 (n° 2), p. 11-29.

Foucault, M. (1974). *Les anormaux*. Le Foucault Électronique (ed.2001).

Foucault, M., (1976) *Les mailles du pouvoir*, Extrait de la Conférence prononcée à la faculté de philosophie de l'université de Bahia, 1976, paru dans Barbárie, n°4, été 1981, pp. 23-27 et n°5, été 1982, pp. 34-42

Foucault, M. (1978). *Sécurité, territoire, population—Leçon du 25 janvier 1978.*

Futloo, Panes, Fourrier-Reglat, Pariente, Berdaï, Verdoux, & Tournier. (2019). *Usage, mésusage et impact des traitements prévalents et incidents par benzodiazépines lors d'une hospitalisation en psychiatrie—ScienceDirect.* https://www.sciencedirect.com/science/article/abs/pii/S2590241519309936

Galloux, J.-C., (2017), *Les modifications du droit du corps. Ceci est mon corps, respect du corps et de la relation soignantes.* Sous la direction de Brice de Malherbe. Parole et Silence, Collège des Bernardins, Cahier.

Gaudillière, J.-P. (2007). L'industrialisation du médicament : Une histoire de pratiques entre sciences, techniques, droit et médecine. *Gesnerus*, *64*(1-2), 93-108. https://doi.org/10.1163/22977953-0640102005

Gauven, G. (s. d.). *Periactine : Un antiallergique détourné pour faire grossir les fesses inquiète les médecins*. Consulté 16 avril 2023, à l'adresse https://www.medisite.fr/medicaments-et-risques-sante-periactine-un-antiallergique-detourne-pour-faire-grossir-les-fesses-inquiete-les-medecins.5696941.70.html

Genel, K. (2004). Le biopouvoir chez Foucault et Agamben. *Methodos. Savoirs et textes*, *4*, Article 4. https://doi.org/10.4000/methodos.131

Gilmore, J. (1999). L'indice de masse corporelle et la santé.

Giroux, É. (2020). Le risque de maladie : Normal ou pathologique ? In A. Guay & S. Ruphy (Éds.), *Science, philosophie, société : 4e congrès de la Société de Philosophie des Sciences* (p. 103-116). Presses universitaires de Franche-Comté. https://doi.org/10.4000/books.pufc.13617

Glicenstein, J. (2003). Chirurgie esthétique et histoire. *Annales de Chirurgie Plastique Esthétique*, *48*(5), 257-272. https://doi.org/10.1016/j.anplas.2003.08.002

Gobert, M. (1992). « Réflexion sur les sources du droit et le principe d'indisponibilité du corps humain et de l'état des personnes », rtd Civ., p. 513.

Goldstein, D. J., Rampey, A. H., Dornseif Jr., B. E., Levine, L. R., Potvin, J. H., & Fludzinski, L. A. (1993). Fluoxetine : A Randomized Clinical Trial in the Maintenance of Weight Loss. *Obesity Research*, *1*(2), 92-98. https://doi.org/10.1002/j.1550-8528.1993.tb00597.x

Gonzalez Cabrera, E. A. (2019). *La forme du genre, le genre en forme. Carrières du façonnage du corporel à la salle de sport.* Université de Poitiers, UFR sciences humaines et arts, Département de sociologie, Master méthodes d'analyse du social.

Graham, S., Newell, E., Phillips, J. B., Treharne, G. J., & Scarf, D. (2023). #Bodypositive surpasses 1 billion engagements. *Journal of Health Psychology*, *28*(2), 103-106. https://doi.org/10.1177/13591053221107746

Gregory-Delory, V., La médecine d'aujourd'hui, entre nécessité thérapeutique et convenances personnelles : Quel rôle ? Quelles limites ? (2022, septembre). *https://www.ere-occitanie.org/*. https://www.ere-occitanie.org/video/video-la-medecine-daujourdhui-entre-necessite-therapeutique-et-convenances-personnelles-quel-role-quelles-limites/

Guerci, A. (2007). *Normalité, norme, normativité. Anthropologie physique des corps-autres*. Corps normalisé, corps stigmatisé, corps racialisé. p.57-75.

Hepp, U., & Milos, G. (2010). Troubles alimentaires, une introduction. Forum Medical Suisse, 2010;10(48):834–840.

Hurpy, H. (2018). La protection juridique du corps dans l'hypermodernité : Les excès de la volonté individuelle en question. Connexions, 110(2), 37-48. https://doi.org/10.3917/cnx.110.0037

Illich. I (1974) *L'expropriation de la santé.*

Illich, I. (1974). *Nemesis medicalis.*

Julien, P. (1991). 750 ans de profession pharmaceutique. *Revue d'Histoire de la Pharmacie*, *79*(289), 155-155.

Kaczmarek, E. (2022). Promoting diseases to promote drugs : The role of the pharmaceutical industry in fostering good and bad medicalization. *British Journal of Clinical Pharmacology*, *88*(1), 34-39. https://doi.org/10.1111/bcp.14835

Laffont, I., La médecine d'aujourd'hui, entre nécessité thérapeutique et convenances personnelles : Quel rôle ? Quelles limites ? (2022, septembre). https://www.ere-occitanie.org/. https://www.ere-occitanie.org/video/video-la-medecine-daujourdhui-entre-necessite-therapeutique-et-convenances-personnelles-quel-role-quelles-limites/

Lang, P.-O. (2013). Le paradoxe de l'obésité : L'IMC est-il vraiment une mesure adéquate du risque métabolique ? *NPG Neurologie - Psychiatrie - Gériatrie*, *13*(76), 181-184. https://doi.org/10.1016/j.npg.2013.03.007

Laure, P. (2003). « Le dopage ne concerne pas les jeunes sportifs ! » Empan, 51(3), 27-31. https://doi.org/10.3917/empa.051.0027

Caze, M., Le Collège de Pharmacie de Paris (1777-1796) : Le Collège de Pharmacie (1777-1796). (1944). *Revue d'Histoire de la Pharmacie*, *32*(114), 51-52.

Le Gars, J. (2018). Homme augmenté, transhumanisme en embuscade. LexisNexis, Acte de colloque, Droit de la famille-n°6-Juin 2018, 17-21.

Le Pen, C. (2009). « Patient » ou « personne malade » ?Les nouvelles figures du consommateur de soins. Revue économique, 60(2), 257-271. https://doi.org/10.3917/reco.602.0257

Lelièvre, N. (2014). Aspects médicaux légaux du mésusage du médicament.

Lévy, J., & Thoër, C. (2008). Usages des médicaments à des fins non médicales chez les adolescents et les jeunes adultes : Perspectives empiriques. Drogues, santé et société, 7(1), 153-189. https://doi.org/10.7202/019622ar

Lhoyer, B. (2021). *Archéologies du handicap Le différent, l'infirme et le marginal en Égypte ancienne. Les nouvelles de l'archéologie n°165*, 15-20.

Macherey, P., (2001) Conférence sur La Philosophie des valeurs négatives de la vie de Georges Canguilhem.

Macherey, P. (2014). *Le sujet des normes*. Édition Amsterdam.

Makoundou, V., Habicht, F., Bobbiono-Harsch, E., Pataky, Z., & Golay, A. (2010). Maintien de la perte de poids à long terme. Revue Medicale Suisse.

Martin, J. (2011). *Les vendeurs de maladie*. Bulletin des médecins suisses, 2011 ; 92 : 32/33.

Mégerlin, F., & Fouassier, É. (2015). Le juge européen et la notion de médicament : La subsidiarité et la civilisatioin en question. https://www-dalloz-fr.gorgone.univ-toulouse.fr/documentation/Document?id=RECUEIL/CHRON/2014/0505

Merleau-Ponty, M. (1945). *Phénoménologie de la perception.*

Miquel, P.-A. (2007). Respect et inviolabilité du corps humain. *Noesis*, *12*, Article 12. https://doi.org/10.4000/noesis.1383

Mirkovic, A. (2018). *La protection de la personne en son corps en droit civil. LexisNexis SA-Droit de la famillle-n°6*, 8-11.

Nau, J.-Y. (2011). Quelles étaient les indications du Mediator en 1979 ? Rev Med Suisse, 281(5), 374b-375b.

Navarro, C., de Sandre-Giovannoli, A.-C., Cantecor, B., Roll, P., Levy, N., & Cau, P. (2013). *Dix ans de recherche translationnelle et valorisation dans la Progeria : Du gèn eaux application sthérapeutiques et à la cosmétique. Numéro Vieillissement*, 80-93.

Navarro, M. (2009). L'industrie pharmaceutique. *Regards croisés sur l'économie*, *5*(1), 210-214. https://doi.org/10.3917/rce.005.0210

Paricard, S. (2015). Droit médical et éthique médicale : Regard conemporains—La médecine saisie par la convenance personnelle: Vol. II (LEH Édition, p. 25-45).

Perera, É., & Gleyse, J. (2018). Introduction. Body-building et mutation du corps dans nos sociétés modernes. *Staps*, *119*(1), 7-10. https://doi.org/10.3917/sta.119.0007

Pierron, J-P., « Une nouvelle figure du patient ? Les transformations contemporaines de la relation de soins », Sciences sociales et santé, 2007/2 (Vol. 25), p. 43-66. DOI : 10.3917/sss.252.0043. URL : https://www.cairn.info/revue-sciences-sociales-et-sante-2007-2-page-43.htm

Pinsart, M.-G. (2002). L'expérimentation sur l'être humain. De la nécessité de la recherche au rejet de l'objectivation médicale. *Revue Philosophique de Louvain*, *100*(3), 466-499. https://doi.org/10.2143/RPL.100.3.692

Poirot-Mazères, I., *Droit et politique de santé publique*, 2022-2023

Poulain, J.-P. (2009). Éléments pour une histoire de la médicalisation de l'obésité. *Obésité*, *4*(1), 7-16. https://doi.org/10.1007/s11690-009-0178-0

Prouteau, S. (2008). *Abus de stéroïdes anabolisants androgènes et physiopathologie—ScienceDirect*. https://www.sciencedirect.com/science/article/pii/S0003448708002874

Reynier, J.-P., & Durand, A. (s. d.). Remèdes secrets - secret d'apothicaire.

Rocher, P., - La médecine d'aujourd'hui, entre nécessité thérapeutique et convenances personnelles : Quel rôle ? Quelles limites ? (2022, septembre) Montpellier. *https://www.ere-occitanie.org/*. https://www.ere-occitanie.org/video/video-la-medecine-daujourdhui-entre-necessite-therapeutique-et-convenances-personnelles-quel-role-quelles-limites/

Sabot, P. (2016). De Foucault à Macherey, penser les normes. *Methodos. Savoirs et textes*, *16*, Article 16. https://doi.org/10.4000/methodos.4652

Sävendahl, L., Cooke, R., Tidblad, A., Beckers, D., Butler, G., Cianfarani, S., Clayton, P., Coste, J., Hokken-Koelega, A. C. S., Kiess, W., Kuehni, C. E., Albertsson-Wikland, K., Deodati, A., Ecosse, E., Gausche, R., Giacomozzi, C., Konrad, D., Landier, F., Pfaeffle, R., … Swerdlow, A. J. (2020). Long-term mortality after childhood growth hormone treatment : The SAGhE cohort study. *The Lancet Diabetes & Endocrinology*, *8*(8), 683-692. https://doi.org/10.1016/S2213-8587(20)30163-7

Schweitzer, M. G., & Puig-Vergès, N. (2008). Dopage, limites et transgression. Rapports à l'individuel, à l'institutionnel et au juridique. Annales Médico-psychologiques, revue psychiatrique, 166(10), 858-864. https://doi.org/10.1016/j.amp.2008.10.024

Séguin (P.), Zeller (A.), « Lettre du 23 octobre 1986 au président de la CNAMTS », in *Remboursements à 100 % par la Sécurité sociale : les nouvelles mesures*, CNAMTS, conférence de presse du 13 avril 1987

Sessi. (2002). *La santé de l'industrie pharmaceutique française.*

Slingeneyer, T. (2018). Le triptyque foucaldien « souveraineté-discipline-sécurité » comme outil d'analyse de la peine privative de liberté et de la libération (conditionnelle).

Revue interdisciplinaire d'études juridiques, *80*(1), 71-91. https://doi.org/10.3917/riej.080.0071

Taboulet, Couderc, F. (2018). *Les nouveaux territoires de l'extra-médicalisation.* « Sur- et sous-médicalisation, surdiagnostics et surtraitements - L'intérêt public face à l'extension du domaine du pathologique », 8° Colloque, groupe Princeps, Société de Formation Thérapeutique du Généraliste et association Civic Santé. Paris, 29-30 novembre 2019

Taboulet F, Juillard-Condat B. Sécurité sanitaire et maîtrise des risques liés au médicament. E-colloque, Analyse des risques en santé : Entre droit(s), sciences, éthique et attentes sociétales, Approches européenne et nationale. Université Toulouse Capitole. Centre d'Excellence Europe Capitole. 12 mars 2021.

Taboulet, F., & Juillard-Condat, B. (2018, janvier). Médicaments remboursables avec ou sans ticket modérateur : Quels fondements ? Revue Générale de Droit médical, n° 26, 2018, p. 283-304.

Taboulet, Fl. (2018). *Actes de colloque : Les nouveaux champs d'intervention non-thérapeutiques de la médecine.* Bobigny, « Sur et sous-médicalisations, surdiagnostics et surtraitements »

Taïeb, E. (2020). Transhumanisme et santé parfaite. *Quaderni*, *99-100*(1), 125-135. https://doi.org/10.4000/quaderni.1571

Thoër, C., Pierret, J., & Lévy, J. (2008). Quelques réflexions sur des pratiques d'utilisation des médicaments hors cadre médical. *Drogues, santé et société*, *7*(1), 19-54. https://doi.org/10.7202/019618ar

Tibère, L., Dupuy, A., & Poulain, J.-P. (2019). Obésité et image du corps : Quelles attitudes face au regard de l'Autre ? *Corps*, *17*(1), 243-256. https://doi.org/10.3917/corp1.017.0243

Tidblad, A. (2022). The history, physiology and treatment safety of growth hormone. *Acta Paediatrica (Oslo, Norway: 1992)*, *111*(2), 215-224. https://doi.org/10.1111/apa.15948

Tissen, J. (2016). *Le liraglutide 3 mg (Saxenda®) : Un nouveau médicament de l'obésité*. 359-363.

Travaillot, Y. (1998). *Sociologie des pratiques d'entretiens du corps*. PUF, Pratiques corporelles.

Tutin, C. (2012). Pharmacopée de la performance : Mythe ou réalité ? *Les Tribunes de la santé*, *35*(2), 67-74. https://doi.org/10.3917/seve.035.0067
Vigarello, G. (1996). La santé : D'une définition négative à une définition positive. Revue PRÉVENIR, n°30, 1er semestre 1996, 55-59.

Vigarello, G., (1978), *Le corps redressé*, Éditions du Félin, histoire et société, 2018

Wedell-Neergaard, A.-S., Eriksen, L., Grønbæk, M., Pedersen, B. K., Krogh-Madsen, R., & Tolstrup, J. (2018). Low fitness is associated with abdominal adiposity and low-grade inflammation independent of BMI. *PLOS ONE*, *13*(1), e0190645. https://doi.org/10.1371/journal.pone.0190645

Weber J.C. Y a-t-il une essence de la médecine ? *Revue de Médecine Interne*, 1998, 19, 924-927.

Williams, S. (2011). *The pharmaceuticalisation of society ? A framework for analysis*. https://onlinelibrary.wiley.com/doi/epdf/10.1111/j.1467-9566.2011.01320.x

Young, I. M. (1980). *Lancer comme une fille, une phénoménologie de la motilité, de la spatialité, et du comportement corporel féminin*. Human Studies, vol. 3, n°2, p.137-156.

Sources juridiques :

11e Édition de la Pharmacopée Européenne (Ph. Eur.)—Direction européenne de la qualité du médicament & soins de santé. Disponible à l'adresse https://www.edqm.eu/fr/european-pharmacopoeia-ph.-eur.-11th-edition#%7B%22468369%22:%5B0%5D%7D

18 mars 2021—Cour administrative d'appel, 2ème chambre—20MA00185 | Dalloz. (2021). https://www-dalloz-fr.gorgone.univ-toulouse.fr/documentation/Document?id=CAA_MARSEILLE_2021-03-18_20MA00185_dup&ctxt=0_YSR0MD1uZW9zdGVtIHNlcnVtIDEzIG1hcnMgMjAxN8KneCRzZj1zaW1wbGUtc2VhcmNo&ctxtl=0_cyRwYWdlTnVtPTHCp3MkdHJpZGF0ZT1GYWxzZcKncyRzb3J0PSNkZWZhdWx0X0Rlc2PCp3Mkc2xOYlBhZz0yMMKncyRpc2Fibz1UcnVlwqdzJHBhZ2luZz1UcnVlwqdzJG9uZ2xldD3Cp3MkZnJlZXNjb3BlPUZhbHNlwqdzJHdvSVM9RmFsc2XCp3Mkd29TUENIPUZhbHNlwqdzJGZsb3dNb2RlPUZhbHNlwqdzJGJxPcKncyRzZWFyY2hMYWJlbD3Cp3Mkc2VhcmNoQ2xhc3M9#expose-des-faits

Article 16-3—Code civil—Légifrance. Disponible à l'adresse https://www.legifrance.gouv.fr/codes/article_lc/LEGIARTI000006419295/1994-07-30

Article L5111-1—Code de la santé publique—Légifrance. Disponible à l'adresse https://www.legifrance.gouv.fr/codes/article_lc/LEGIARTI000045404922

CJUE. (2022). *Arrêt de la cours—Affaire C-616/20—M2Beaute Cosmetics GmbH contre Bundesrepublik Deutschland.*

Code de la sécurité sociale 1956, disponible sur https://www.securite-sociale.fr/files/live/sites/SSFR/files/medias/DSS/2020/CSS%201956.pdf

CONCLUSIONS DE L'AVOCATE GÉNÉRALE MME TAMARA ĆAPETA présentées le 7 avril 2022 1 Affaire C-616/20 M2Beauté Cosmetics GmbH contre Bundesrepublik Deutschland. (s. d.).

Conseil de l'Europe. *Convention européenne des droits de l'Homme.*

Conseil de l'Europe. (1989). *Convention contre le dopage. Série des traités européens—N° 135.* https://rm.coe.int/168007b0eb

Constitution de l'OMS. (1946, juillet). https://www.who.int/fr/about/governance/constitution

Convention relative à l'élaboration d'une Pharmacopée européenne—Conseil de l'Europe. (1964). Série des traités européens - n° 50.

Cour de cassation, civile, Chambre civile 1, 5 février 2014, 12-29.140, Publié au bulletin, Publié au bulletin (Cour de cassation 2014). https://www.legifrance.gouv.fr/juri/id/JURITEXT000028574802/

Décision n° 94-343/344 DC du 27 juillet 1994 | Conseil constitutionnel. Disponible à l'adresse https://www.conseil-constitutionnel.fr/decision/1994/94343_344DC.htm

Directive 2001/83/CE du Parlement européen et du Conseil du 6 novembre 2001 instituant un code communautaire relatif aux médicaments à usage humain.

Directive 65/65/CEE du Conseil, du 26 janvier 1965, concernant le rapprochement des dispositions législatives, réglementaires et administratives, relatives aux spécialités pharmaceutiques.

European medicines agency. (2010). *Questions et réponses sur la suspension des médicaments contenant de la sibutramine Résultat d'une procédure menée au titre de l'Article 107 de la directive 2001/83/CE.*

Légifrance—Publications officielles—Journal officiel—JORF n° 0126 du 02/06/1965 (accès protégé). Disponible à l'adresse https://www.legifrance.gouv.fr/download/securePrint?token=RAQ5DjFPRLhWgMhv2Zvw

Légifrance—Publications officielles—Journal officiel—JORF n° 0262 du 20/09/1941 (accès protégé). Disponible à l'adresse https://www.legifrance.gouv.fr/download/securePrint?token=pXur9T!3H7qdB8uhAsVX

LOI n° 67-1176 du 28 décembre 1967 relative à la régulation des naissances et abrogeant les articles L. 648 et L. 649 du code de la santé publique (1), 67-1176 (1967).

LOI n° 2002-303 du 4 mars 2002 relative aux droits des malades et à la qualité du système de santé (1), 2002-303 (2002).

Ordonnance n°45-2250 du 4 octobre 1945 portant l'organisation de la sécurité sociale

Ordonnance n°45-2456 du 19 octobre 1945 portant statut de la mutualité.

Ordonnance n°67-827 du 23 septembre 1967 modifiant certaines dispositions du livre V du CSP relatives à la pharmacie pour les adapter aux conditions résultant de l'application du traité constituant une Communauté économique européenne. (1967).

Procédure pénale contre Jean-Marie Delattre, Affaire C-369/88 (Cour de justice 21 mars 1991). https://eur-lex.europa.eu/legal-content/FR/TXT/?uri=CELEX%3A61988CJ0369&qid=1677580194152

Procureur de la République contre Gérard Tissier, Affaire 35/85 (Cour de justice 20 mars 1986). https://eur-lex.europa.eu/legal-content/FR/TXT/?uri=CELEX%3A61985CJ0035

Projet de loi portant diverses dispositions d'adaptation au droit communautaire dans le domaine du médicament. (2023, janvier 18). http://www.senat.fr/rap/l06-163/l06-16319.html

Rapport fait au nom de la Commission des Affaires culturelles, sur le projet de loi tendant à la répression de l'usage des stimulants à l'occasion des compétitions sportives, Par M. Jean NOURY, Sénateur. (1964). https://www.senat.fr/rap/1964-1965/i1964_1965_0014.pdf

Règlement (UE) 2017/745 du Parlement européenne et du Conseil du 5 avril 2017 relatif aux dispositifs médicaux, modifiant la directive 2001/83/CE, le règlement (CE) no 178/2002 et le règlement (CE) no 1223/2009 et abrogeant les directives du Conseil 90/385/CEE et 93/42/CEE.

Décisions des autorités sanitaires :

ANSM. (2016). Décision du 1er avril 2016 portant sur la suspension de la mise sur le marché à titre gratuit et onéreux, de la distribution en gros, de la fabrication, de la détention en vue de la vente ou de la distribution à titre gratuit, de l'importation, de l'exportation, de la publicité, de l'utilisation de produits à visée éclaircissante ou blanchissante de la peau et destinés à être administrés par voie injectable.

ANSM. (2017). *Décision du 13 mai 2017 portant suspension de la fabrication, de l'exportation en gros, de la mise sur le marché à titre gratuit ou onéreux, de la détention en vue de la vente ou de la distribution à titre gratuit, de la publicité des produits dénommés Neostem serum et Neostem pocket lift de la société LABORATOIRE PROMICEA ainsi que le retrait des produits.*

Avis de la Commission de la transparence du 20 février 2019 sur l'Ozempic.

Avis de la Commission de la Transparence sur le Xenical, 19 juillet 2006.

Dossier thématique—Risques liés à une mauvaise utilisation de médicaments en pédiatrie—ANSM. Consulté le 11 janvier à l'adresse https://ansm.sante.fr/dossiers-thematiques/risques-lies-a-une-mauvaise-utilisation-des-medicaments-en-pediatrie

Sources d'Internet :

594 000 personnes décédées en France en 2016, pour un quart d'entre elles à leur domicile—Insee Focus—95. (s. d.). Consulté le 19 mai 2023, à l'adresse https://www.insee.fr/fr/statistiques/3134763

Accès précoce à un médicament. (s. d.). Haute Autorité de Santé. Consulté le 14 avril 2023, à l'adresse https://www.has-sante.fr/jcms/r_1500918/fr/acces-precoce-a-un-medicament

Actualité - Ozempic (sémaglutide) : Un médicament à utiliser uniquement dans le traitement du diabète de type 2 - ANSM. (2023). à l'adresse https://ansm.sante.fr/actualites/ozempic-semaglutide-un-medicament-a-utiliser-uniquement-dans-le-traitement-du-diabete-de-type-2

Actualité - TRAMADOL : Une mesure pour limiter le mésusage en France - ANSM. Consulté le 11 novembre à l'adresse https://ansm.sante.fr/actualites/TRAMADOL-une-mesure-pour-limiter-le-mesusage-en-France

Affection Longue Durée (ALD). Consulté le 17 février 2023 à l'adresse https://www.ameli.fr/assure/droits-demarches/maladie-accident-hospitalisation/affection-longue-duree-ald/affection-longue-duree-maladie-chronique

Anatomical Therapeutic Chemical (ATC) Classification. Consulté le 22 décembre 2023 l'adresse https://www.who.int/tools/atc-ddd-toolkit/atc-classification

ANSM. (2011). *Résumé des Caractéristiques du Produit : Hormone de croissance*. http://agence-prd.ansm.sante.fr/php/ecodex/rcp/R0190601.htm

ANSM. (2012). *L'ANSM interdit l'utilisation de 3 plantes et de 26 substances actives dans les préparations à visée amaigrissante réalisées en pharmacie—Communiqué—ANSM : Agence nationale de sécurité du médicament et des produits de santé.*

Anorexie mentale des adolescents : Place du détournement de l'usage de certains médicaments. VIDAL. Consulté le 20 février 2023 à l'adresse https://www.vidal.fr/actualites/14683-anorexie-mentale-des-adolescents-place-du-detournement-de-l-usage-de-certains-medicaments.html

Anti-histaminiques H1 (sauf comme anxiolytiques ou comme hypnotiques). (s. d.). Consulté le 15 avril 2023, à l'adresse *https://pharmacomedicale.org/medicaments/par-specialites/item/anti-histaminiques-h1-sauf-comme-anxiolytiques-ou-comme-hypnotiques*

BAUMANN, S. B.-A. (s. d.). *Détournement de procédure—Définition.* Dictionnaire Juridique. Consulté 4 avril 2023, à l'adresse https://www.dictionnaire-juridique.com/definition/detournement-de-procedure.php

Bodybuilding—Définitions, synonymes, conjugaison, exemples | Dico en ligne Le Robert. (s. d.). Consulté 21 avril 2023, à l'adresse https://dictionnaire.lerobert.com/definition/bodybuilding

Ces jeunes qui prennent du Viagra pour se rassurer. Disponible à l'adresse *https://sante.lefigaro.fr/actualite/2012/05/29/18264-ces-jeunes-qui-prennent-viagra-pour-se-rassurer*

CISMeF. (s. d.). *CISMeF* [Texte.guide ressources]. Rouen University Hospital. Consulté le 13 avril 2023, à l'adresse https://www.cismef.org/page/mesh-descripteur/mesusage-de-medicament

Comparaison de la taille moyenne dans le monde. DonnéesMondiales.com. Consulté le 1 mars 2023 à l'adresse https://www.donneesmondiales.com/taille-moyenne.php

Conseil National de l'Ordre des Médecins, & Conseil National de l'Ordre des Pharmaciens. (2020). Prescriptions et délivrance de médicaments hors AMM.

Côte d'Azur : Le Viagra cartonne, danger sur les jeunes hommes. (2022, janvier 25). https://nicepresse.com/le-viagra-cartonne-sur-la-cote-d-azur-danger-sur-les-jeunes-hommes/

Déficit en hormone de croissance chez les enfants—Pédiatrie. Édition professionnelle du Manuel MSD. Disponible à l'adresse https://www.msdmanuals.com/fr/professional/p%C3%A9diatrie/pathologies-endocriniennes-p%C3%A9diatriques/d%C3%A9ficit-en-hormone-de-croissance-chez-les-enfants

Définitions : Pharmacopée—Dictionnaire de français Larousse. Consulté 7 janvier 2023 à l'adresse https://www.larousse.fr/dictionnaires/francais/pharmacop%C3%A9e/60141

Des influenceurs provoquent une pénurie de traitement contre le diabète. (2022, octobre 28). www.20minutes.fr. https://www.20minutes.fr/sante/4007612-20221028-elon-musk-tiktok-font-craindre-penurie-traitement-contre-diabete-vrai

Des influenceuses détournent un antiallergique pour faire « grossir les fesses », une mode dangereuse—Le Parisien. Disponible à l'adresse https://www.leparisien.fr/societe/sante/des-influenceuses-detournent-un-antiallergique-pour-faire-grossir-les-fesses-une-mode-dangereuse-08-04-2023-3GK2Q22C35CVXNB2J7NJCNVOJI.php#xtor=AD-1481423553

Des jeunes accros au Viagra de contrebande. Le Journal de Montréal. Consulté 28 mai 2023, à l'adresse https://www.journaldemontreal.com/viagra

Etude SAGhE | Association GRANDIR. AssoConnect. Consulté le 7 février à l'adresse https://www.grandir.asso.fr/page/1318177-etude-saghe

Mésusage d'un anti-histaminique H1, cyproheptadine (periactine®) pour la prise de poids. Consulté 14 février 2023 l'adresse https://sfpt-fr.org/pharmacofact-blog/1808-f010-mesusage-dun-anti-histaminique-h1,-cyproheptadine-periactine-pour-la-prise-de-poids

Fiche info—FINASTERIDE BIOGARAN 5 mg, comprimé pelliculé—Base de données publique des médicaments. (2006). à l'adresse https://base-donnees-publique.medicaments.gouv.fr/extrait.php?specid=62828991

Fiche info—GENOTONORM 12 mg, poudre et solvant pour solution injectable—Base de données publique des médicaments. (1992.). à l'adresse https://base-donnees-publique.medicaments.gouv.fr/extrait.php?specid=66702538

Fiche info—MINOXIDIL BIOGARAN 5 %, solution pour application cutanée—Base de données publique des médicaments. (2012). à l'adresse https://base-donnees-publique.medicaments.gouv.fr/extrait.php?specid=64960867

Fiche info—NORDITROPINE FLEXPRO 5 mg/1,5 ml, solution injectable en stylo prérempli—Base de données publique des médicaments. (2019) à l'adresse https://base-donnees-publique.medicaments.gouv.fr/extrait.php?specid=66531208

Fiche info—ORLISTAT EG 120 mg, gélule—Base de données publique des médicaments. (2012). à l'adresse https://base-donnees-publique.medicaments.gouv.fr/extrait.php?specid=65734134

Fiche info—OZEMPIC 0,25 mg, solution injectable en stylo prérempli—Base de données publique des médicaments. (2018). à l'adresse https://base-donnees-publique.medicaments.gouv.fr/extrait.php?specid=65766192

Fiche info—PERIACTINE 4 mg, comprimé—Base de données publique des médicaments. (1997). à l'adresse https://base-donnees-publique.medicaments.gouv.fr/extrait.php?specid=67231270

Fiche info—PROZAC 20 mg, gélule—Base de données publique des médicaments. (1988). à l'adresse https://base-donnees-publique.medicaments.gouv.fr/extrait.php?specid=61885224

Fiche info—SAXENDA 6 mg/ml, solution injectable en stylo prérempli—Base de données publique des médicaments. (2015). à l'adresse https://base-donnees-publique.medicaments.gouv.fr/extrait.php?specid=61756418

HAS - Hormone de croissance chez l'enfant non déficitaire, Évaluation du service rendu à la collectivité, Évaluation des technologies de santé. (2011).

Hypogonadisme hypogonadotrope | Fiche santé HCL. (s. d.). Consulté 20 avril 2023, à l'adresse https://www.chu-lyon.fr/hypogonadisme-hypogonadotrope

Information de sécurité - Periactine 4 mg (cyproheptadine) : Ri. ANSM. Consulté 14 avril 2023, à l'adresse https://ansm.sante.fr/informations-de-securite/periactine-4-mg-cyproheptadine-risques-lies-a-lutilisation-non-conforme-comme-orexigene-a-des-fins-esthetiques

Irène Frachon : « Je suis devenue, sans le vouloir, Mediatorologue »—L'Express. (s. d.). Consulté 29 mai 2023, à l'adresse https://www.lexpress.fr/sciences-sante/sante/irene-frachon-je-suis-devenue-sans-le-vouloir-mediatorologue_1113103.html

La dignité de la personne humaine | Conseil constitutionnel. Consulté le 1 mars 2023 à l'adresse https://www.conseil-constitutionnel.fr/la-constitution/la-dignite-de-la-personne-humaine

La maladie thromboembolique. CHUV. Consulté le 23 avril 2023 à l'adresse https://www.chuv.ch/fr/angiologie/anghome/patients-et-famille/maladies-et-affections/maladies-des-veines/maladie-thromboembolique

La notion de " droits-créances " à l'épreuve du contrôle de constitutionnalité | Conseil constitutionnel. Consulté le 3 février à l'adresse https://www.conseil-constitutionnel.fr/nouveaux-cahiers-du-conseil-constitutionnel/la-notion-de-droits-creances-a-l-epreuve-du-controle-de-constitutionnalite

La responsabilité professionnelle du pharmacien – Guide de stage de pratique professionnelle en officine. Consulté le 27 mars 2023 à l'adresse https://cpcms.fr/guide-stage/knowledge-base/la-responsabilite-professionnelle-du-pharmacien/

L'affaire Médiator, 2010-2020 : Dix ans après - Anne Danis-Fatome, François-Xavier Roux-Demare, Collectif - Dalloz - Grand format - Dalloz Librairie PARIS. Disponible à l'adresse https://www.librairiedalloz.fr/livre/9782247204137-l-affaire-mediator-2010-2020-dix-ans-apres-anne-danis-fatome-francois-xavier-roux-demare-collectif/

Larousse, É. *poids corporel—LAROUSSE.* Consulté le 27 février 2023 à l'adresse https://www.larousse.fr/encyclopedie/medical/poids_corporel/3437

Le fitness en France : 5,96 millions d'adhérents et 2,5 milliards d'euros de chiffre d'affaires. Disponible à l'adresse https://www2.deloitte.com/fr/fr/pages/presse/2019/le-fitness-en-france-edition-2019.html

Le mésusage des médicaments. RFCRPV. Consulté le 18 février 2023 à l'adresse https://www.rfcrpv.fr/le-mesusage-des-medicaments/

Les stéroïdes anabolisants. Consulté le 30 mars 2023 à l'adresse https://www.camh.ca/fr/info-sante/index-sur-la-sante-mentale-et-la-dependance/les-st%c3%a9ro%c3%afdes-anabolisants

Maladie de Creutzfeldt-Jakob. Consulté le 20 février 2023 à l'adresse https://www.santepubliquefrance.fr/maladies-et-traumatismes/maladies-infectieuses-d-origine-alimentaire/maladie-de-creutzfeldt-jakob

Maladies invisibles : Quel impact psychologique ? (2021, avril 7). *HEROIC santé*. https://www.heroicsante.fr/maladies-invisibles-quel-impact-psychologique/

Médecins et patients dans le monde des data. (2019, avril 11). Conseil National de l'Ordre des Médecins. https://www.conseil-national.medecin.fr/publications/communiques-presse/medecins-patients-monde-data

Médicaments après 65 ans : Effets indésirables fréquents. Consulté 10 mars 2023 à l'adresse https://www.ameli.fr/assure/sante/medicaments/medicaments-et-situation-de-vie/iatrogenie-medicamenteuse

Médicaments et produits de santé à visée amaigrissante : L'ANSM appelle à la vigilance. VIDAL. Consulté 10 février 2023 à l'adresse https://www.vidal.fr/actualites/15870-medicaments-et-produits-de-sante-a-visee-amaigrissante-l-ansm-appelle-a-la-vigilance.html

Méquinol : Substance active à effet thérapeutique. VIDAL. Consulté 2 janvier 2023 à l'adresse https://www.vidal.fr/medicaments/substances/mequinol-2317.html

Ministère de l'économie, des finances, et de la souveraineté industrielle et numérique. (2023). *Guide de bonne conduite, influenceurs et créateurs de contenu—L'essentiel de vos droits et de vos devoirs*. https://www.economie.gouv.fr/files/files/directions_services/dgccrf/consommation/Guide-de-bonne-conduite-des-influenceurs.pdf

Mutualib—Quel remboursement pour le médicament XENICAL 120 mg, gélule. consulté le 13 janvier à l'adresse https://mutualib.fr/simulateur/calcul_remboursement_medicament.php?cis=65715632&nom=XENICAL+120+mg%2C+g%C3%A9lule

Notre histoire. Assurance Maladie, Consulté le 13 avril 2023 à l'adresse https://assurance-maladie.ameli.fr/qui-sommes-nous/histoire

Obésité · Inserm, La science pour la santé. Inserm. Consulté le 11 janvier 2023à l'adresse https://www.inserm.fr/dossier/obesite/

OZEMPIC (semaglutide). Haute Autorité de Santé. Consulté le 16 janvier 2023 à l'adresse https://www.has-sante.fr/jcms/c_2906429/fr/ozempic-semaglutide

PERIACTINE : Mise en garde contre un usage détourné à des fins orexigènes. VIDAL. Consulté le 14 mars, à l'adresse https://www.vidal.fr/actualites/28593-periactine-mise-en-garde-contre-un-usage-detourne-a-des-fins-orexigenes.html

Periactine : Un antiallergique détourné pour faire «grossir les fesses». (2023, avril 8). 20 minutes. https://www.20min.ch/fr/story/un-antiallergique-detourne-pour-faire-grossir-les-fesses-999204662290

Personnalités et réseaux sociaux coupables des tensions d'approvisionnement sur Ozempic ? | Le Quotidien du Pharmacien. Disponible à l'adresse https://www.lequotidiendupharmacien.fr/medicament-parapharmacie/personnalites-et-reseaux-sociaux-coupables-des-tensions-dapprovisionnement-sur-ozempic

PHARMACOPÉE : Définition de PHARMACOPÉE. Consulté le 4 avril 2023 à l'adresse https://www.cnrtl.fr/definition/pharmacop%C3%A9e

Pharmacopée—ANSM. Consulté le 4 avril 2023 à l'adresse https://ansm.sante.fr/documents/reference/pharmacopee

Polyglobulie. CHUV. Consulté le 1 mai 2023 à l'adresse https://www.chuv.ch/fr/hematologie/hem-home/patients-et-famille/maladies-et-traitements/hematologie-generale/augmentation-dun-composant-du-sang/polyglobulie

Préparations anti-acnéiques. VIDAL. Consulté le 10 janvier 2023 à l'adresse https://www.vidal.fr/recherche.html

Prescription et délivrance des médicaments : Prescription des médicaments d'exception. VIDAL. Consulté le 19 février 2023 à l'adresse https://www.vidal.fr/infos-pratiques/prescription-et-delivrance-des-medicaments-prescription-des-medicaments-d-exception-id14186.html

Prévention, M. de la S. et de la, & Prévention, M. de la S. et de la (2023a, mars 3). *Sécurité sanitaire*. Ministère de la Santé et de la Prévention. https://sante.gouv.fr/prevention-en-sante/securite-sanitaire/

Prévention, M. de la S. et de la, & Prévention, M. de la S. et de la. (2023b, mars 27). *Spécialité pharmaceutique*. Ministère de la Santé et de la Prévention. https://sante.gouv.fr/soins-et-maladies/medicaments/glossaire/article/specialite-pharmaceutique

PubChem. *Bimatoprost*. Consulté le 27 janvier 2023 à l'adresse https://pubchem.ncbi.nlm.nih.gov/compound/5311027

RCP calls for obesity to be recognised as a disease. (2019, janvier 3). RCP London. https://www.rcplondon.ac.uk/news/rcp-calls-obesity-be-recognised-disease

Remboursement des soins par la Sécurité sociale. Consulté le 15 mars 2023 à l'adresse https://www.service-public.fr/particuliers/vosdroits/N418

Remodelage ou renouvellement osseux | la rhumatologie pour tous. (s.d.). Consulté 20 mars 2023, à l'adresse https://public.larhumatologie.fr/remodelage-ou-renouvellement-osseux

Research, C. for D. E. and. (2019). FDA Drug Safety Communication: FDA Recommends Against the Continued Use of Meridia (sibutramine). *FDA*. https://www.fda.gov/drugs/drug-safety-and-availability/fda-drug-safety-communication-fda-recommends-against-continued-use-meridia-sibutramine

Résumé des Caractéristiques du Produit. Consulté le 17 mars 2023 à l'adresse http://agence-prd.ansm.sante.fr/php/ecodex/rcp/R0218848.htm

Santé.gouv. (s. d.).Consulté le 17 février 2023 *Les affections de longue durée*. https://sante.gouv.fr/IMG/pdf/affections_de_longue_duree.pdf

SAXENDA, une aide à la perte de poids | Diabète 66. (2021, août 26). https://www.diabete66.fr/saxenda-une-aide-a-la-perte-de-poids/

SPF. (s.d.). *Étude de santé sur l'environnement, la biosurveillance, l'activité physique et la nutrition (Esteban), 2014-2016. Volet Nutrition. Chapitre Corpulence*. Consulté 22 mars 2023, à l'adresse https://www.santepubliquefrance.fr/determinants-de-sante/nutrition-et-activite-physique/etude-de-sante-sur-l-environnement-la-biosurveillance-l-activite-physique-et-la-nutrition-esteban-2014-2016.-volet-nutrition.-chapitre-corpulence

Stéroïdes anabolisants | Centre canadien pour l'éthique dans le sport. Consulté le 28 avril 2023, à l'adresse https://cces.ca/fr/steroides-anabolisants

Stéroïdes anabolisants—Sujets spéciaux. (s. d.). Édition professionnelle du Manuel MSD. Consulté 20 avril 2023, à l'adresse https://www.msdmanuals.com/fr/professional/sujets-sp%C3%A9ciaux/drogues-et-substances-intoxicantes-%C3%A0-usage-r%C3%A9cr%C3%A9atif/st%C3%A9ro%C3%AFdes-anabolisants

Usage détourné d'OZEMPIC (sémaglutide) : La France renforce la surveillance. (s. d.). VIDAL. Consulté 14 avril 2023, à l'adresse https://www.vidal.fr/actualites/30111-usage-detourne-d-39-ozempic-semaglutide-la-france-renforce-la-surveillance.html

<u>Sources vidéo et radio :</u>

La discipline immunitaire : Surveiller ou exclure ? : épisode 4/4 du podcast Les philosophes face à la maladie. (2020). France Culture. Consulté 15 décembre 2022, à l'adresse https://www.radiofrance.fr/franceculture/podcasts/les-chemins-de-la-philosophie/la-discipline-immunitaire-surveiller-ou-exclure-4287369

La médecine d'aujourd'hui, entre nécessité thérapeutique et convenances personnelles : Quel rôle ? Quelles limites ? (2022, septembre). *https://www.ere-occitanie.org/*. https://www.ere-occitanie.org/video/video-la-medecine-daujourdhui-entre-necessite-therapeutique-et-convenances-personnelles-quel-role-quelles-limites/

Le corps redressé. (2018, février 2). France Culture. https://www.radiofrance.fr/franceculture/podcasts/les-chemins-de-la-philosophie/le-corps-redresse-8248363

Tous musclés—Culture et pop. ARTE. Consulté le 3 mars 2023 à l'adresse https://www.arte.tv/fr/videos/RC-018521/tous-muscles/

ANNEXES

ANNEXE 1

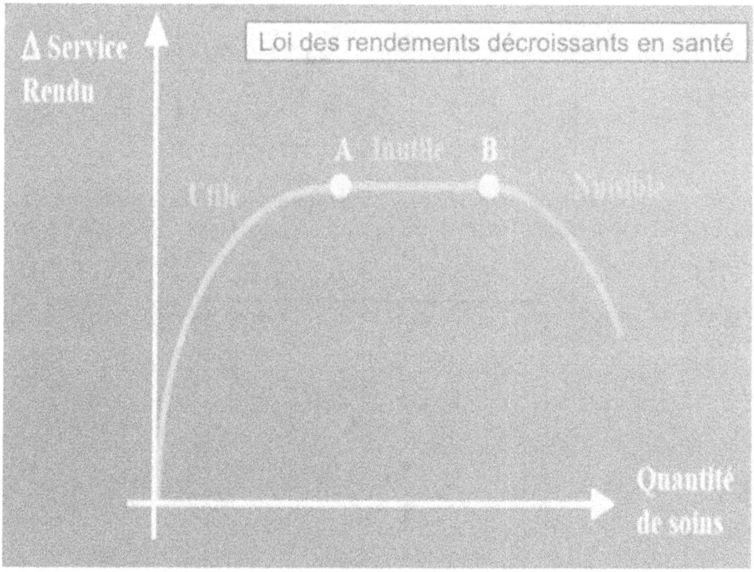

Figure 1: Graphique illustrant la loi des rendements décroissants en santé[1]

---

[1] Tutorat Associatif Toulousain, Florence Taboulet, *La loi des rendements décroissants en santé*. Il existe un seuil (A) en-deçà duquel la croissance des dépenses implique une amélioration de la santé des individus (Delta service rendu). Au-delà de ce seuil, l'augmentation des dépenses de soin n'implique aucune amélioration, c'est le plateau représenté par le segment A - B. Enfin, toute dépense allant au-delà d'un deuxième seuil (B), implique une diminution de la qualité des soins, et ainsi une dégradation de l'état de santé des individus.

ANNEXE 2

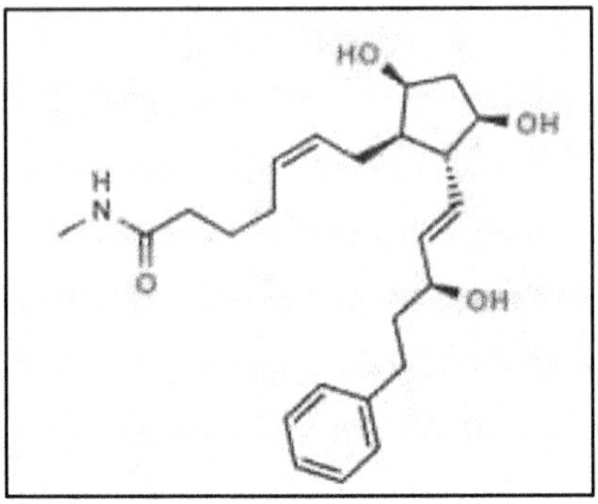

Figure 2 : Formule semi-développée du méthylamido-dihydro-noralfaprostal (MDN), analogue structurel du Bimatoprost, présent dans le produit Eyelash Activating Serum[1]

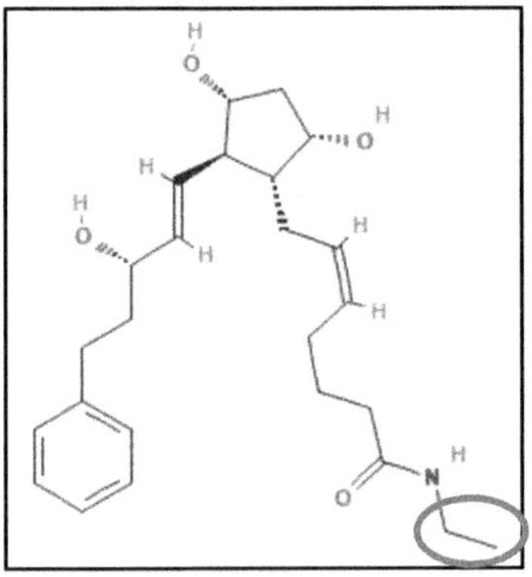

Figure 3 : Formule semi-développée du Bimatoprost, mise en évidence du méthyl supplémentaire par rapport au MDN[2]

---

[1] *Methylamido Dihydro Noralfaprostal (MDN)*. great_watson-int. (2017, mars 14). https://www.fcad.com/methylamido-dihydro-noralfaprostal-mdn/.
[2] PubChem. (s. d.). *Bimatoprost*. Consulté 8 mars 2023, à l'adresse https://pubchem.ncbi.nlm.nih.gov/compound/5311027 ; On note la suppression d'un méthyl pour passer du Bimatoprost au MDN.

ANNEXE 3

	Troubles ou affections sans caractère de gravité	Pathologies graves
SMR (majeur ou) **important**	**30%**	**65%**
SMR modéré	**30%**	**30%**
SMR faible	**15%**	**15%**
SMR insuffisant	**0%**	**0%**

Tableau 1 : Tableau du pourcentage de prise en charge en fonction du niveau de SMR accordé ainsi que de la gravité de l'affection concernée[1]

[1] Article R.163 du Code de la sécurité sociale.

ANNEXE 4

IMC (en kg/m2)	Classification OMS
Moins de 16,5	Dénutrition
Entre 16,5 et 18,5	Maigreur
Entre 18,5 et 25	**Valeur de référence**
Entre 25 et 30	Surpoids
Entre 30 et 35	Obésité modérée
Entre 35 et 40	Obésité sévère
Au-delà de 40	Obésité massive

Figure 4 : Tableau de la classification, de l'OMS, des statuts pondéraux en en fonction du poids et de la taille[1]

[1] *Obésité · Inserm, La science pour la santé*. (2019). Inserm. Consulté 22 mars 2023, à l'adresse https://www.inserm.fr/dossier/obesite/.

ANNEXE 5

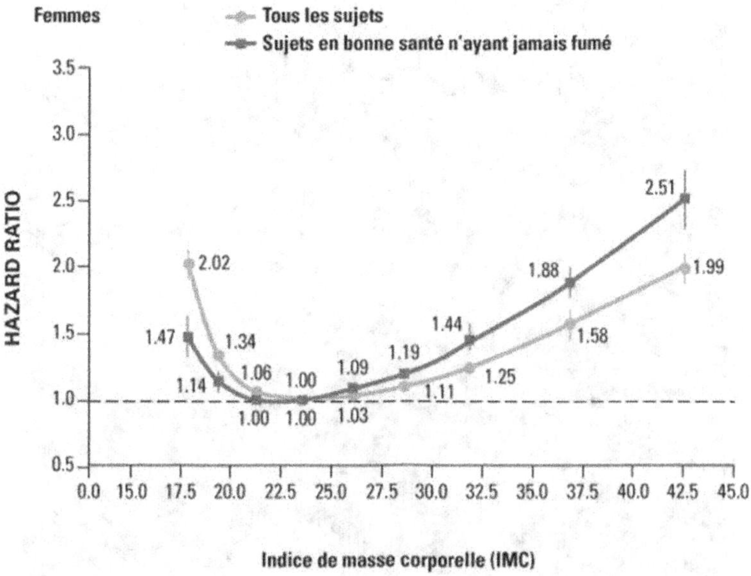

Figure 5 : Graphique du taux de mortalité en fonction de l'indice de masse corporelle chez les femmes[1]

[1] Body-Mass Index and Mortality among 1.46 Million White Adults. *N Engl J Med.* 2010;363:2211-9.

ANNEXE 6

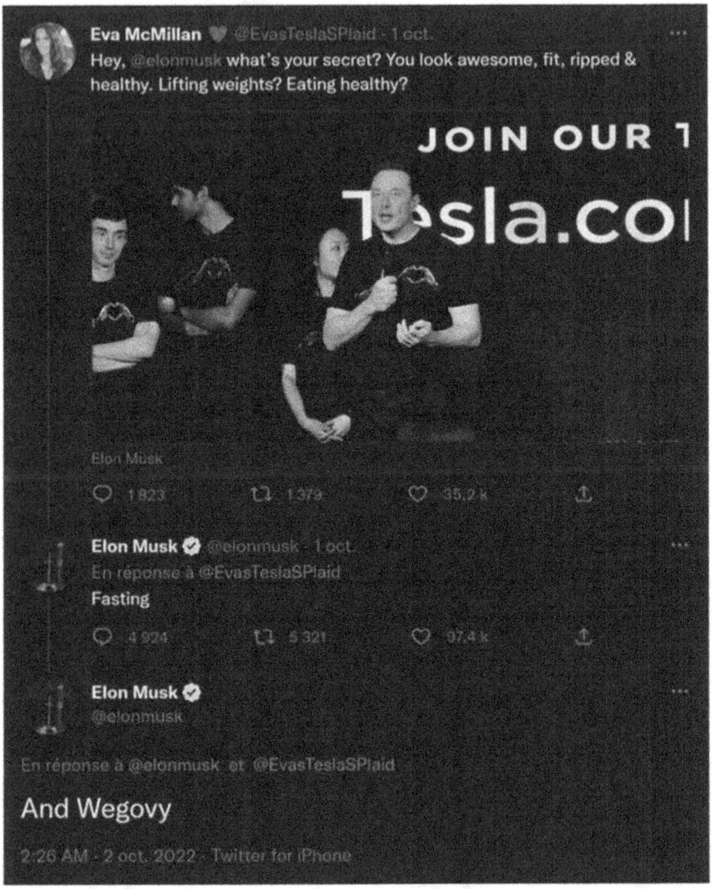
Eva McMillan @EvasTeslaSPlaid · 1 oct.
Hey, @elonmusk what's your secret? You look awesome, fit, ripped & healthy. Lifting weights? Eating healthy?
JOIN OUR T
Tesla.co
Elon Musk
1 823
1 379
35,2 k
Elon Musk @elonmusk · 1 oct.
En réponse à @EvasTeslaSPlaid
Fasting
4 924
5 321
97,4 k
Elon Musk
@elonmusk
En réponse à @elonmusk et @EvasTeslaSPlaid
And Wegovy
2:26 AM · 2 oct. 2022 · Twitter for iPhone

Figure 6 : Capture d'écran de l'interpellation d'une internaute à Elon Musk[1]

[1] *Des influenceurs provoquent une pénurie de traitement contre le diabète.* (2022, octobre 28). www.20minutes.fr. https://www.20minutes.fr/sante/4007612-20221028-elon-musk-tiktok-font-craindre-penurie-traitement-contre-diabete-vrai.

ANNEXE 7

Effets indésirables des stéroïdes anabolisants

Clairement démontrée	Incertain	Mal démontré
Polyglobulie Profil lipidique anormal HDL (diminuées, LDL augmentées) Anomalies hépatiques: péliose hépatique, adénome Troubles de l'humeur (à haute dose) Effets androgéniques: acné, calvitie, virilisation et hirsutisme chez la femme Insuffisance gonadique (diminution du nombre de spermatozoïdes, atrophie testiculaire) Gynécomastie Fermeture prématurée des épiphyses, ruptures tendineuses/ligamentaires Thrombo-embolies Pseudohermaphrodisme féminin	HTA et hypertrophie ventriculaire gauche Aggravation de l'hypertrophie prostatique ou d'un carcinome préexistant Carcinome hépatique Diminution de la tolérance au glucose	Risque accru de mort subite chez les sportifs Trouble significatif de l'humeur à faible dose Cancer du testicule/ prostate Troubles intellectuels

HDL = lipoprotéines de haute densité; LDL = lipoprotéines de basse densité; HVG = hypertrophie ventriculaire gauche.

Figure 7 : Tableau des effets indésirables des stéroïdes anabolisants[1]

[1] G.F. O'Malley & R. O'Malley, Stéroïdes anabolisants (2022) Examen médical dec 2022, le Manuel MSD, Disponible à l'adresse https://www.msdmanuals.com/fr/professional/sujets-sp%C3%A9ciaux/drogues-et-substances-intoxicantes-%C3%A0-usage-r%C3%A9cr%C3%A9atif/st%C3%A9ro%C3%AFdes-anabolisants.

ANNEXE 8

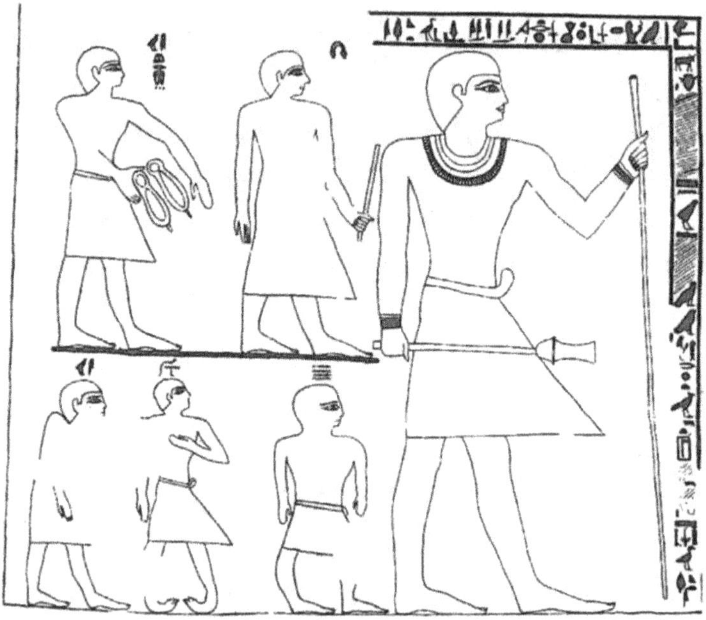

Figure 8 : "Le monarque Baquet Ier accompagné par son bureau et par un nain, un double pied-bot et un bossu. Peinture issue de la tombe rupestre à Beni Hassan, Moyenne Égypte (Empire, XIe dynastie, vers 2000 av. J.-C.). Source : Newberry P.E., 1893, pl.XXXII"[1]

[1] Lhoyer, B. (2021). *Archéologies du handicap Le différent, l'infirme et le marginal en Égypte ancienne. Les nouvelles de l'archéologie n°165*, 15-20.

ANNEXE 9

	1992	1997
Prendre plaisir à la vie		
Beaucoup	88	85
Un peu	11	13
Pas du tout	1	1
Pouvoir faire ce que l'on veut		
Beaucoup	80	83
Un peu	18	15
Pas du tout	1	3
Ne pas être malade		
Beaucoup	63	82
Un peu	27	15
Pas du tout	10	3
Ne pas souffrir		
Beaucoup	57	74
Un peu	32	19
Pas du tout	11	7
Ne pas avoir besoin de consulter un médecin		
Beaucoup	40	45
Un peu	35	36
Pas du tout	26	19
Vivre vieux		
Beaucoup	60	53
Un peu	28	34
Pas du tout	8	13

Source : HCSP/Credoc, 1997.

Figure 9 : "Réponses données en 1992 et 1997 à la question : Pour vous, une bonne santé, est-ce ? (en pourcentage)"[1], les cadres rouges ont été rajoutés pour accentuer les phénomènes que nous cherchons à mettre en évidence.

[1] La santé en France 1994-1998, Haut Comité de santé publique, La Documentation française – Paris, 1998, ISBN : 2-11-004146-3.

Structures éditoriales du groupe L'Harmattan

L'Harmattan Italie
Via degli Artisti, 15
10124 Torino
harmattan.italia@gmail.com

L'Harmattan Hongrie
Kossuth l. u. 14-16.
1053 Budapest
harmattan@harmattan.hu

L'Harmattan Sénégal
10 VDN en face Mermoz
BP 45034 Dakar-Fann
senharmattan@gmail.com

L'Harmattan Cameroun
TSINGA/FECAFOOT
BP 11486 Yaoundé
inkoukam@gmail.com

L'Harmattan Burkina Faso
Achille Somé – tengnule@hotmail.fr

L'Harmattan Guinée
Almamya, rue KA 028 OKB Agency
BP 3470 Conakry
harmattanguinee@yahoo.fr

L'Harmattan RDC
185, avenue Nyangwe
Commune de Lingwala – Kinshasa
matangilamusadila@yahoo.fr

L'Harmattan Congo
219, avenue Nelson Mandela
BP 2874 Brazzaville
harmattan.congo@yahoo.fr

L'Harmattan Mali
ACI 2000 - Immeuble Mgr Jean Marie Cisse
Bureau 10
BP 145 Bamako-Mali
mali@harmattan.fr

L'Harmattan Togo
Djidjole – Lomé
Maison Amela
face EPP BATOME
ddamela@aol.com

L'Harmattan Côte d'Ivoire
Résidence Karl – Cité des Arts
Abidjan-Cocody
03 BP 1588 Abidjan
espace_harmattan.ci@hotmail.fr

Nos librairies en France

Librairie internationale
16, rue des Écoles
75005 Paris
librairie.internationale@harmattan.fr
01 40 46 79 11
www.librairieharmattan.com

Librairie des savoirs
21, rue des Écoles
75005 Paris
librairie.sh@harmattan.fr
01 46 34 13 71
www.librairieharmattansh.com

Librairie Le Lucernaire
53, rue Notre-Dame-des-Champs
75006 Paris
librairie@lucernaire.fr
01 42 22 67 13